心配性

"理由のない不安"を克服する認知行動療法メソッド

きっと上手くいく
10の解決法シリーズ

ケビン・L・ギョールコー&パメラ・S・ウィーガルツ［著］
中森拓也［訳］

監修／大野 裕

創元社

きっと上手くいく
10の解決法シリーズ

心配性

“理由のない不安”を克服する
認知行動療法メソッド

ジャッキーに、そしてバディーに　――KLG

トミーとマイクに　――PSW

謝辞

本書を準備、サポートしていただいたニュー・ハービンジャー・パブリケーションズの編集者の方々、テシリア・ハノアー、ヘザー・ミッチェナー、ジャスミン・スターに感謝申し上げます。また、本書を草稿段階からお読みいただき、貴重なご意見をくださり、本書の内容に貢献してくださったローラ・ミラー博士、ラドミラ・マネブ博士にも深く感謝申し上げます。

そして、私たちは多くを、不安の理解と対処に全力でとりくんでこられた、研究者の方々に負っております。本書で解説した対処法の数々を、研究、発展させてこられた、デビッド・H・バーロウ、トーマス・D・ボーコーベッツ、アーロン・T・ベック、マイケル・J・デュガ、ロバート・ラドウサー、エイドリアン・ウェルズ、リチャード・D・ハインバーグ、そしてミシェル・G・クラスクの諸氏に。

最後になりましたが、だれよりも、私たちが現場で出会った方々に心より感謝申し上げます。不安を乗りこえることについて、私たちがかかわってきたあの方々もまた、多くのことを私たちに教えてくださったのです。

監修者による序文

慶應義塾大学保健管理センター　大野　裕

心配性というのはなかなかやっかいです。

もし何も心配しないで毎日を送れたら、これほど楽なことはないでしょう。でも、それでは、毎日のように起きてくる危機的な状態を切り抜けることができません。いろいろと心配が頭に浮かぶからこそ、私たちは、あらかじめ準備をして、危機的な状況に対処することができます。私たちは心配できる能力を持っていたから、この厳しい現実を生き延びてくることができたのです。こうした心配を、この本では生産的な心配と呼んでいます。

ところが、心配性の心配はその逆で、非生産的なものです。誰にも予測できない将来について思い悩み、その結果、現実の問題に対処できなくなり、ますます自信をなくして心配だけが膨らんでいきます。しかも、悩んでいる本人は、心配しなくなれば大変なことが起きてしまうと思い込んでいます。その思い込みに縛られて身動きがとれなくなり、かえって状況が悪くなっているということに気づけないのです。

そうした心配性の呪縛から自由になるために、本書は「コミットしよう」と呼びかけます。「コミット」というのは、対象ときちんと関わることを意味します。つまり、非生産的な不安を克服するためには、現実にきちんと足を踏み入れて、真正面から現実を受け入れる心の姿勢が大事だというのです。

じつは、心配性の人は、現実を心配しているようでそうではありません。自分が心の中で新しく作りだした現実、つまり空想上の現実についてあれこれと破局的な思考をめぐらせているだけなのです。それを、本書では「心配の心配」と呼んでいます。それではいくら経っても不安から解放されません。それどころか、現実のブレーキがきかないために、心配が心配を呼び、不安は強まるばかりです。

そうしたときに思い切って現実に目を向けて、不必要な不安を取り除く、そのコツが本書では実に具体的に書かれています。まずは自分の心配性にきちんと向き合って、体をリラックスさせ、そして自分の考えに目を向ける。不必要な不安を取り除くために適切に行動し、アサーションのスキルを使って自分の思いをきちんと伝えられるようにする。本書で取り上げられたこうした10の解決法は、どれもが効果を実証されてきたものばかりです。

ぜひ本書を読んで、心配性に縛られることなく、逆に心配性を活かす工夫をしてほしいと考えています。

目次

〔編註〕邦訳にあたり、日本の事情と合わない記述には、原書の価値を損ねない範囲で適宜割愛、文章や構成の改変を加えた部分があります。また本文中、＊は訳者による註を表します。

●はじめに

もしあなたが、心配性についての本を書いている、と言ったなら、それを聞いた周囲の方々の反応はきっとこうでしょう。「私にも1冊ちょうだい！」。心配性についての書物を書いている人間にとっては、この言葉は実にうれしいものです。しかし、この熱い反応は、今日、この世の中で心配性がどれほど猛威をふるっているかを示すものです。現実に、私たちは、心配性が支配する時代を生きています。次の曲がり角にもう、潜んでいるかもしれない、まだ見えない危険への絶えまない心配がいつもつきまとう…私たちの生きている現代は、そんな時代なのです。そして、そこにからんでくるのは、ドラマのようでもなく新鮮でもない、私たち自身の日常生活です。家計のやりくりが心配、健康も心配、人間関係が心配、そして自分の子どもたちのことも心配…ほんとうに心配ばかりして、私たちは毎日を暮らしています。言ってしまえば、自分の心配ごとがつきないことそのものまでもが、新たな心配のタネになるほどに！

今こそ、この「心配の心配」に向き合うときです。もし、あなたが自分でも制御不可能になっている、行きすぎた心配にお悩みであれば、心配性が起こすさまざまな問題ももう経験されていることでしょう。しつこい心配性を抱えた方々は、身体的トラブルにも悩まされます。頭痛、腰痛、胃腸の不調、そして不眠などなど。大切な人間関係もうまくいかなくなり、緊張でいっぱいになってしまい、もめごとは絶えず、いらいら、摩擦が増え、やがて人間関係そのものから遠ざかってしまいます。ほかの心のトラブル、うつやパニック障害の場合と同じように、酒量も増えていきます。業務上の生産性は低下、先のばしにした仕事も山のようになっていき、スポーツや家族との外食などの楽しいはずのイベントさえ、ほったらかしになっていってしまいます。行きすぎた心配性は、確実に、みなさんの生活全般をもむしばんでいくのです。

しかし、希望はあります。その鍵が本書『きっと上手くいく10の解決法　心配性　〃理由のない不安〃を克服する認知行動療法メソッド』にあります。本書は、過剰な心配性の解決をねらって編集されました。これから解説していく、さまざまな研究にもとづいた認知行動療法（ＣＢＴ*）のメソッドは、心配しすぎる人のための処方箋なのです。本書においては、ＣＢＴにしたがって、あなたの心配をうまくコントロールするためのさまざまな戦略について、具体的でかんたんな手引きを示していきます。私たちは、これらの戦略の心配性に対する強力な効果を見きわめ、細心の注意をはらって、選びぬきました。あの泥沼のような心配性に対する、この戦略の目を見張るべき効果は、これまでの研究で証明されています。トーマス・ボーコーベッツ（Thomas Borkovec）がＣＢＴとリラクセーション技法を組み合わせた心配性へのアプローチと従来のアプローチを比較対照した研究によると、慢性的な心配性に悩まされていた人々に対して、前者はすばらしい成果を出しました（*Borkovec and Costello 1993*）。また、ロバート・ラドウサー（Robert Ladouceur）の研究においても、本書で紹介していく戦略同様の、「心配ごとへのエクスポージャ」、「不確実性の受容」などのメソッドを用いたＣＢＴによるアプローチもまた、頑固な心配性に有効だったのです（*Ladouceur, dougas, et al. 2000*）。

これらのメソッドは日常生活の中で実行可能で、自分で効果を実感することができます。本書でご案内するステップで、私たちは実際に何百人もの方々を助けてきました。これからもそうすることでしょう。それはこの戦略が有効だからこそです。

私たちはみなさんにこの最先端のメソッドを紹介するにあたって、ときめきさえ覚えています。私たちも、CBTのアプローチが実際になかなか受けられない、という方々の声にしばしば接しています。残念なことに、この2、30年の、CBTの急速な進歩にもかかわらず、往々にして、このご指摘はあたっています。私たちが盛んに治療を行っている、シカゴのような大都会でもです。そんな格差を埋め、実際に助けてきた方々と同じメソッドをみなさんと共にしていただくため、私たちは本書を執筆いたしました。本書を手に取っていただいたみなさんもまた、非生産的な心配性から解放されることを、私たちは切に願ってやみません。

＊ Cognitive Behavioral Therapy

●本書の使い方

本書をお読みになると、各章がそれぞれ2部構成になっていることにお気づきになられると思います。各章では、まず、前半で、心配性をコントロールするための具体的なメソッドを解説しています。そして後半では、そのメソッドを自分で実行するための自分ひとりでできるエクササイズを用意しました。この自分で行うエクササイズこそが重要なのです。もし、心配性をコントロールしようと考えるのであれば、これらをきちんと実行することは大切です。心配性に打ち勝つには、やはり、時間と努力が必要です。訓練に励んでいる私たちのクライエントの方々と同じように、本書のそばに紙とペンをご用意ください。そして実際に手を動かすのです。ここが肝心です。

エクササイズの実行に加えて、次のポイントにしたがっていただければ、本書を最大限ご活用いただけるはずです。

・本書をいつもお手元に置いてください。持ち運びもしやすいつくりですから、きっと心配におそわれたときにすぐ役にたちます。
・本書に収録したエクササイズのための専用のノートをご用意ください。
・本書をセラピーとうまく組み合わせると効果的です。本書のエクササイズとセラピーが相乗効果を発揮します。もし今、心配性に対するなんらかのセラピーを受けていらっしゃるのであれば、本書の各ステップはあなたの状態の改善に役立つはずです。
・がんばったら、そのときは自分にごほうびをあげましょう。変わる、ということは難しいことです。そんな難しいとりくみは充分ごほうびに価します。ちょっとした甘いものでもいいでしょうし、ときには、思い切って休暇を取るのもよいでしょう。どういうかたちであれ、心配性と戦っている自分をしっかりほめてあげましょう。

私たちはみなさんの心配性への挑戦を心から応援します。私たちは現場で、心配性を克服された方々の成果を直接目にしています。喜び、幸せ、やすらぎ、そして、生産性が彼ら、彼女らの暮らしの中によみがえってくるのです。みなさんもどうか同じような成果をあげられますように。

第1章 心配性とは何だろう

心配性とは何なのか。この理解は、心理学者にとってもセラピストにとっても、つかみづらく、かつ困難な試みです。本章では、この謎めいたベールを取り去ります。心配性をきちんと定義し、生産的心配と非生産的な心配を仕分け、あなたを悩ませる心配性を4つに分類してみましょう。また、自己観察のメソッド、つまりご自身が、あなたの心配性を理解し、コントロールできるようになるためのメソッドを、ご紹介します。

心配性とは何だろう

この人間世界において、心配性の定義づけはいまもなおとても難しいことがらです(*Mennin, Heimberg, and Turk 2004*)。近年になってやっと、研究者たちがその明晰な理解を深化させました。心配をしすぎる人々についての、最新研究の着実な成果から、心配性は3つの重要な要素から構成されていることがわかりました。それは、(ネガティブな)未来志向、破局化、言語ベースの思考の3要素です。

心配性を構成する第一の要素は、未来志向性(それもネガティブな未来志向性)、です。説明しましょう。みなさんがなにかを心配しているまさにそのとき、まちがいなくみなさんはこれから起こるかもしれないけれどもまだ起きていないことがらについて、心配しているのです。この考え方は異論を呼び起こすかも知れません。あるいはみなさんも納得できないかもしれません。「未来に起きることがらなんかじゃなくて、私は今まさにここで起きていることを心配しているんです」とおっしゃるかもしれません。しかし、よりていねいに心配性を観察すると、その真実が表れてくるのです。たとえてみれば、心配性は、占い師の手の元で、きらきらと輝く水晶球のようなものです。そこに未来像を映しだして、あなたを苦しめるのです。

　ここで、具体的な例を考えてみましょう。あなたは重要な会議に向かって車で移動中です。ところが、途中でタイヤがパンクしてしまいました。その結果、あなたは不安を覚え、ストレスを受け、そして心配になります。待ってください。この現在の苦境が、自分を心配にさせるのである、と考えをまとめてしまう前に、ここでこう自問してみてください。

「この心配はパンクについてなのだろうか？　それとも、このパンクのせいでこれから起きるかもしれないトラブルについてなのだろうか？」心配を感じているのだとすれば、あなたの心はほぼまちがいなく、未来に起こるかもしれない、そのパンクのもたらす結果についての考えでいっぱいのはずです。でも、こう考えることもできたはずです。「これがどれほどのことだろう？　あの重要な会議に私が遅刻したら、いったい何が起きるんだろう？　タイヤが無事でも、かえってそのせいで事故で死んでしまうかもしれなかっただろう？　そうだ、今夜のデートの予定をキャンセルさせてもらおう」。ここで見てきたように、たとえ、パンクという極めて現実的かつネガティブなできごとが起きた場合でも、いったん心配がおそってくると、その心配はまだ起きてもいない、起きるかどうかもわからない災難にあなたの視点を向けさせて、そんなまだ何もわからない未来のことにばかりへと、あなたの思考を導いてしまうのです。

もちろん、ただ未来に視点を向けることが、心配性の本質というわけではありません。くつろげる休暇や胸がときめくデートを心待ちにしている場合のように、ポジティブな未来像はあなたに希望を与えてくれ、気持ちを奮い立たせてくれさえします。ところが、心配が起きるとき、その未来とは、希望に満ちたものでもポジティブなものでもありえません。その場合の未来は「破局的」なものであるはずです。これこそ、もう1つの心配性の鍵となる要素です。つまり、心配がおそってくるとき、みなさんは未来について、非常にネガティブな立場をとってしまうのです。思考はほとんどあり得るかぎり最悪の結果予測にばかり向かい、そんな未来への破局的な推測は、おそろしく的はずれなところに行き着いてしまいます。

シカゴの新米起業家、デヴィッドの場合はこの破局的思考過程をよく示していました。彼がセラピーを受け始めたとき、彼はイタリアン・ジェラートの店を開業したばかりでした。こんな店をシカゴの富裕層の居住するトレンディな場所に開くのは彼の長年の夢でした。

前職で彼はこの店の開業を夢見て長いあいだすごしてきました。お店のお客さんをもてなし、暑い夏の日にお客さんのお好みのジェラートを差し出している、自分の晴れ姿を脳裏に描くと、彼はいつもわくわくして、希望がわいてきました。

ところが、いざお店を開業する段階になると、デヴィッドは信じられないほどの不安、そして心配にかられるようになってしまいました。以前感じていた喜びやときめきは消え失せしまい、かわって恐れと憂いがやってきました。この突然の変化はいったいどういうことでしょうか。答えは簡単です。自分自身の事業を運営する喜びを想像していたデヴィッドは一足飛びに、ただただその事業が「破局化」する可能性ばかりに視点を向けるようになってしまったのです。毎日毎日、彼の心は次のような思考の流れでいっぱいになってしまいました。「もし失敗したら？　もう前の職場には戻れないんだ。私の評判もがた落ちだ。私なんて誰も雇ってくれはしないだろう。どうやって毎月の請求書の支払いをすませばいいんだ？　誰が息子の大学の授業料を払ってくれる？　妻は出て行ってしまうだろう。息子はすごくうらむだろうな。もう彼も養えなくなってしまう。この家も人手にわたるだろう。一文なしになって、おしまいだ。私は笑いものになってしまうんだ。私の人生ももう終わりだ」

右に示したデヴィッドの心配、このくらくらしてしまうような展開をご覧いただければ見てとれるように、この彼の心配はここまで述べてきた、心配性の2つの特徴をあわせもっています。「未来志向性」にばかりしたがって心の焦点を合わせ、「破局的」にものごとを考えてしまっているのです。

私たちが心配性を定義する、第3の鍵となる要素は、とある偶然から発見されました。心配性の研究のパイオニアである、トーマス・ボーコーベッツはそもそもは睡眠障害の研究に携わっていました。不眠に悩まされる人々を研究しているうちに、彼は貴重かつ画期的な発見をなしとげました。彼は睡眠障害に苦しむ人々もまた、心配性に近似した心的活動の過剰を抱えていることを見いだしたのです。そして、さらに彼はこの心的活動が、視覚的なイメージではなく、多くの場合、言葉によって構成されていることに気づきました。睡眠障害研究のこの成果から、ボーコーベッツは次のような仮説にたどりついたのです。心配をするとき、人間はほぼ全面的に、言葉を用いて思考している *(Borkovec 1979)*。彼のその後の追跡研究の結果もこの理論を裏づけるものでした *(Borkovec and Inz 1990)*。

彼のこの研究成果は、私たちの定義する、心配性の第3の要素を基礎づけるものです。つまり、心配性は多くの場合、言語ベースで構成されている、ということです。もしふつうの、リラックスした気分であれば、私たち人間は、言語と視覚的イメージ、その両方ともを同時に、ベースとしてものごとを考えています。しかし、心配がしばしば恐ろしい視覚的イメージで生み出されると、多くの場合、言語がそこに入りこみ、これらのイメージをすみやかに排除して、今度は言語が思考を仕切ってしまうのです。もし今度、心配がみなさんの考えに忍びこんできたら、この動きを自分で観察してみてください。みなさんの心の中ではどんなことが起きていますか？　きっと、自分の心の中の声が響いているはずです。恐ろしいものであれ何であれ、イメージの方も、他のことを考える力も、言語にかき消されてしまっているのです。そこでは、みなさんの思考は「破局的」な「未来」にしか向かわないひとりごとに狭められてしまっています。

以上の3要素、未来志向、破局化、言語ベースの思考こそが、心配性を作り上げているのです。ボーコーベッツと同僚たちはこの3要素を、心配性を解説する中で以下のように簡潔にまとめています。「ネガティブなことばかり、自分自身に語りかけ…そして、（それらが）未来に起きてしまうことを恐れる」*(Börkovec, Ray, and Stöber 1998, 562)*。このくだりは、心配性の本質をうまく捉えています。

✤2つのタイプの心配性

心配性とは何なのか、ご理解いただいたところで、こんどは2つのタイプに分けて、心配性を考えていきましょう。それは、生産的な心配性と、非生産的な心配性です。このように仕分けることで、生産的な心配性がもたらしてくれる利益を認識したうえで、的をしぼった、より現実的な、この非心配性的な心配性をコントロールする、という目標に向かって進むことが可能になるのです。この2つのタイプの心配性の違いをよく理解することが、みなさんにとっても、非常に有益なのです。

✤産的な心配性

まず、全ての心配が悪、と決めつけてかからないことが、肝心です。現実には、心配性とは私たち人間が生きるために必要不可欠な能力です。人間が進化してきた過程では、自分の次の食事についてまっとうに心配し、そしてより多くの食料を得るために具体的な行動を起こした人間が、生き残り、より大きな繁栄を手にしてきたのです。その一方で、あまり心配をしない人間ほど、飢えてしまう危険性が高かったのです。同じように現代のみなさんの生活においても、心配性は問題の解決、危険の処理にとても役に立っています。例えば、健康をより心配する人は、きっと禁煙や運動などのポジティブな変化を自分に課します。この変化を起こす行動こそが生産的な心配性の成果なのです。そのうえ、生産的な心配性は、みなさんが暮らしの中で直面する現実的で急を要する問題の解決も助けてくれています。クレジットの請求の延滞や、あるいは、現実的な未来に待つ危険、心臓病の危険などに対しては、みなさんをよりよい食生活に導いて、その危険を軽減してくれます。生産的な心配性は、現実的な問題にしっかりピントを合わせたうえで、その問題に対して、明晰かつ具体的な解決へのステップを導き出してくれるのです。

✤非生産的な心配性

非生産的な心配性は、まさに本書で扱う解決法で立ち向かうべき「心配」です。この非生産的な心配性は、大きく分けて2つの要素からなりたっています。第一の要素は、明晰かつ具体的な行動にまったく結びつかない心配です。不安とストレスに対する最良の対処法、その1つは、生産的な行動です。不安とは「逃げるか・立ち向かうか？」という反応、つまり、人間の心身に生来組みこまれている、危険に対する反応メカニズムです。このメカニズムが、せまりくる脅威に対して人間が何かを行うことを可能にしています。困ったことに、非生産的な心配は、このメカニズムの働きを不可能にしてしまうのです。これらの非生産的な心配性は、逆に心身の反応を鈍らせ、現実への効果的な対応を妨げてしまいます。みなさんが、目の前の現実的な問題に向かって、きちんとステップを踏み対処していくのを支えるどころか、その非生産的な心配が渦巻く泥沼に、みなさんをひきずりこんでいくのです。

非生産的な心配性の第二の要素、それは、飛行機事故やテロなどの、実際にはめったに遭遇しないできごとに心の焦点を合わせて、心配してしまうことです。はっきりいっておきましょう。たしかに人生は危険に満ちあふれています。毎日、人間は数多くの危険にさらされています。しかし、現実離れしたできごとばかりに気をとられてしまっていると、みなさんは、わけもなくやたらと緊張し、不安に悩まされることに、貴重な時間とエネルギーを費やしてしまうのです。さらにまずいのは、そんな理不尽な恐怖にもとづいてばかりの判断を下していると、みなさんのＱＯＬ（quality of life）、つまり生活の質自体を低下させてしまいかねません。たとえば、墜落するかもというだけの理由で飛行機に乗ることに尻ごみするようになってしまうかもしれません。その考えは決してまちがってはいません。飛行機には常に墜落する可能性がありますし、実際に墜落します。とはいえ、統計のうえでも、確率のうえでも、墜落は非常にまれにしか起きていないのです。それらを考え合わせると、ほとんど起きそうもない災難をただ恐れてばかりいて、飛行機を避けてしまうと、みなさんはおよそほかに埋め合わせようがない、飛行機でないと得られない便利さとチャンスをともに失ってしまうことになります。このような流れを、先ほどの生産的な心配と比べてみましょう。生産的な心配性は、みなさんの人生にポジティブな変化を生みだすエネルギーをもたらしてくれました。それに対して、非生産的な心配性がいかに破壊的であるかも、ご理解いただけたと思います。

エクササイズ▼　あなたの心配性は、生産的？　非生産的？

今度、心配ごとがはじまったら、それが生産的か非生産的かをしっかり見きわめておきましょう。ノートを用意して、あなたの心配ごとをはっきりと書き出してみます。たとえばこうです。「最終試験に落ちるかもしれない」。このように、悩みごとが特定できたら、それについて以下の項目を、自問自答してください。

・今、私は、現実的な問題に心の焦点を合わせているのだろうか？
・この問題は解決可能なのだろうか？
・この心配ごとは私を現実の行動に導いてくれるものなのだろうか？
・この問題への解決への糸口がつかめそうな感じが、私にはあるだろうか？
・今、私はそれらの解決策を実際に進めているのだろうか？

もし、右の項目に対して、1つでも「いいえ」があったなら、あなたの心配性はほぼまちがいなく非生産的な心配性です。この非生産的心配性が、あなたに必要以上の緊張、不安、ストレスをもたらしているのです。

心配性のもたらす影響

心配、それはあなたが何を考え、どう感じ、どのように他人と関わっていくのか、つまりあなたの感情生活の主要部分を大きく動かす、それのみで完結した体験です。心配性のもたらす影響について、よりよく知っていただくために、次の４つの面から、心配を観察しましょう。それは、「認知」、「行動」、「身体」、そして「対人関係」です。

✤認知

心配性の中の「認知」は、みなさんが心配に悩まされているときの、みなさんの考えを構成しています。つまりこの場合、「認知」とは「考え」という意味です。心配性の定義づけの項で申し上げたように、みなさんが心配しているそのとき、みなさんの心はネガティブで破局的な未来志向性に沿った、考えに支配されてしまうのです。たとえば、健康に気をつかう方々は以下のような考えにはまってしまうかもしれません。「もしがんになったらどうしよう？　恐ろしい死、激痛の中での死が待っているんだ。家族もみんな耐えかねて、私を捨ててどこかにいってしまうだろう。なんてことだ。恐ろしすぎてとても耐えられない。高額な医療費の請求だけで、私は破産してしまうだろう。薬づけで、きっと私はぼろぼろになってしまうだろう。もし、すでに今の私の身体のどこかにがんが発生していたら？すでに進行していて、気がついていないだけなのかもしれない。ひどすぎる！　私にはそれを受け止める力もないんだ」

✤行動

「行動」という要素は、みなさんが心配に対して、どのようにふるまい、反応するかということにかかわっています。これらの反応は基本的には次の2つに大別できます。まず第1のタイプの反応とは、何らかの現実的な行動によって、不安をまぎらわせようという試みです。具体的には、信頼できる友人にすがって安らぎを求めたり、何度も繰り返し同じことを確認したり、繰り返してみたりする、強迫反復とよばれる行動を起こしたりするのです。

第2のタイプの行動は、回避です。「回避」とはつまり、不安や心配の原因から遠ざかったり、また遠ざけるということです。あてはまるのは、ストレスの多い業務をずるずる先延ばしにする、よく意見がぶつかりがちな友人から遠ざかる、あるいは、上司に解雇されるのを心配して、その上司と直に会うことを避ける…などの行動です。

✤身体

慢性的な心配性は、身体的にも大きなストレスとなり、幅広い心身のトラブルを起こし得ます。過剰な心配性を抱えた人々が悩まされるさまざまな心身のトラブル、その代表的なものを次にあげます。筋肉のこわばり、注意散漫、落ち着かなさ、疲労感、そして不眠です *(American Psychiatric Association 2000)*。これらに加えて、身体の震え、発汗、ほてり、めまい、息切れ、嘔吐、下痢、さらに頻尿も挙げられます。

✤対人関係

心配性はみなさんをおびやかすだけではなく、みなさんと他の人々との対人関係のさまたげにもなれます。アメリカ不安障害協会（ＡＤＡＡ）の調査では次のようなことが明らかになりました。*(ADAA 2004)*。心配しすぎる人々は社交的な他人とかかわる場やパートナーと密接にかかわる場面をより避ける傾向をもつことです。過剰な心配性はまた、口論、日常業務での欠勤につながりがちであることも、観察されました。あらゆる対人関係において、心配性は対人関係にネガティブな影響を与えるのですが、ADAAのこの調査によると、なかでもロマンティックな人間関係、そして友情に最大のさまたげとなっているということです。ここで、みなさんがどのように思考（認知）し、行動し、（身体）感じ、人間関係を営むか、そこに、心配性がもたらす影響をまとめておきます。

・**認知**　ネガティブで破局化する未来志向の思考。
・**行動**　回避、強迫的な行動。
・**身体**　筋肉のこわばり、不眠、疲労感、落ち着かなさ、注意散漫。
・**対人関係**　親密さの回避、口論、いらだち、とじこもり。

自分の心配性を知る

心配性の明晰な定義づけを終え、生産的な心配性と非生産的な心配性と非生産的な心配性の区別を知り、みなさんの日常生活にもたらす、心配性の影響を確認してきました。さあ今度は、「自分」の心配性をよりよく知る番です。無論、ほとんどいつも悩まされている、行きすぎて制御不能の心配性については、もうすでによく知っているとお感じかもしれません。とはいえ、私たちは現場で、抱えた心配性に押しつぶされ混乱していた方々が、この心配性をよく知るための特訓エクササイズから多くの成果を得るのを見てきました。ともかく、己の敵をよりよく知ることは、よりその敵に打ち勝つ道です。

みなさんが心配性とうまくつきあい、そのコントロールを手にするための1つの方法は、細かくそれをモニターすることです。ただ、みなさんが心配性の動きを追っていくだけで、みなさんを悩ませている問題がより理解しやすく、またそのコントロールも可能になっていくのです。次に示すのは、何について、いつ心配しているかを自分で正確に把握することができる、モニターのメソッドです。このメソッドを通して、心配性をよりうまくコントロールすることができるようになるでしょう。

✤セルフ・モニタリング

毎日自分で記録をとって、自分の心配性を追跡すること、これが「セルフ・モニタリング」です。セルフ・モニタリングは認知行動療法の中で、長い歴史をもつ効果的なメソッドです。これは摂食障害 *(Allen and Craighead 1999)* や抜毛癖 *(Rapp et al 1998)* などさまざまな問題に適用され、効果を見せました。そして、また心配性にも有効なステップなのです。

セルフ・モニタリングのすばらしい点は、いかにそれがみなさんの行動を変えていくかです。もし爪かみなど、何かに過剰にこだわっている場合、注目すべきことに、ただセルフ・モニタリングを行うだけで、多くの場合、その過剰な行動を軽減することができます。また、同じ流れで今度は、何かをあまりにも怠ってしまう場合、セルフ・モニタリングによる追跡で、例えばトレーニングであれば、よりひんぱんにジムに足を運ぶという成果をもたらしてくれます。慢性的な心配性に適用してみれば、かなりの場合、より心配が減じます。

私たちは現場で、セルフ・モニタリングの劇的な有効性を目のあたりにしてきました。そんななかのひとり、ニックは、何年ものあいだしつこい心配性に悩まされていました。ほとんどいつも、特に職場でニックは心配に襲われ、緊張していました。最初のセッションで、彼はそれからの2週間、彼自身の心配性をセルフ・モニタリングするように指示されたのです。次のセッションのときには、彼はにっこり微笑みながらやってきました。もうかなり状態が良くなったと語り、笑いながらこう言ったのです。「あなたは、私にあの心配どもを追跡するようにおっしゃった。それで、やつらを追い払えたんですよ！」。ニックの場合、その心配性に対する注意深いセルフ・モニタリングは、より強くそれらをコントロールできるという自信を彼にもたらし、心配することに費やしていた時間をいちじるしく減少させたのです。

エクササイズ▼　自分の心配性をモニターしましょう

自分の心配性をノートに書きこんでいくことによって、みなさんもセルフ・モニタリングをはじめることができます。まず、その1ページを3つの欄に区切りましょう。一番はじめの欄にはなにが心配になったかを書きましょう。2つ目には、その具体的な日時を忘れずに、いつ心配が起きたかを書きましょう。3つ目には、1から10までのスコアで、どれほど心配になったかを書きましょう。10を心配の最大値としてください。

✜効果的なセルフ・モニタリングのためのアドバイス

本書でご紹介する、他の戦略と同じようにセルフ・モニタリングはシンプルですが決して簡単というわけではありません。次に示すのは、みなさんの努力をより効果的にするためのアドバイスです。

- **ノートは心配ごとが起きたときにすぐ書き留められるように、携帯しやすいものにしましょう。**
- **「あとで書けばいいや」と先のばしにしてしまう誘惑に打ち勝ちましょう。心配性が襲ってきたそのとき、ただちに行うことによって、セルフ・モニタリングは最大の効果を発揮するのです。**
- **心配ごとはできるかぎり具体的に書き留めましょう。「何もかもが心配だ」とか「とにかく緊張していた」などのあいまいな表現は避けましょう。**
- **ありとあらゆる心配ごとを書き留めるのです。心配性をコントロールするためには、完全で正確なセルフ・モニタリングが、次の２つの理由で、どうしても必要なのです。まず、**

みなさんが自分にいつも何が起きているのかを把握することなくしては、何かを変えることはできません。そして、情報が不足していては、みなさんの心配性のテーマとパターンを見いだすことは難しいのです。

心配性の共通のテーマ

ふつうに考えると、心配事の種はかぎりなく出てきて、数え切れないように思えます。でも、自分の心配性をセルフ・モニタリングすれば、研究者たちも同じように発見している、興味深いあることにお気づきになるでしょう。見かけとはちがって心配は底なしに多いわけではないのです。つまり、びっくりするくらい少ない、共通のテーマしか出てこないのです。たとえば、ミシェル・クラスク（Michelle Craske）とそのチームの研究（*1989*）によると、心配しがちな人々はだいたい、次のようなことを心配していました。

・家族　・健康
・家計　・人間関係
・職場あるいは学校

どこかおなじみではありませんか？　みなさんが自分の心配ごとをたどっていけば、きっと同じようなことを心配していたことに気づくでしょう。たしかにこの区分は広すぎるかもしれません。たとえばひとくちに家計といっても、こまごまとした請求書から株式市況、ご自宅の資産価値、退職後のやりくり…と、さまざまです。とはいえ、この区分はみなさんの心配性をより小さくして、よりコントロールしやすくしてくれるのです。みなさんが心配するテーマをきちんと特定することは、多くの場合、心配性をコントロールするための鍵となるステップです。

エクササイズ▼　どんなことについて心配しているのでしょう？

今度は、みなさんが自分の心配性のテーマを見極める番です。次に心配性に共通するテーマをリストアップします。自分のセルフ・モニタリングの記録を読み返して、次の中で、先週、みなさんが心配していた項目にチェックを入れてください。

- 家計
- 健康（他の方の）
- 人間関係
- 犯罪
- その他
- 健康（ご自身の）
- 職場、あるいは学校
- 家族
- 治安

根となる心配ごとを見つけよう

ここまで、みなさんはセルフ・モニタリングを用いて、自分がどんなことについて、いつ心配していて、どの心配がもっとも大きな不安をもたらしているのかを学んできました。みなさんはこのセルフ・モニタリングを利用して、もう1つの大事なことを知ることができます。それは何についていちばん心配しているのか、です。心配ごとをセルフ・モニタリングしていると、ある特定の心配ごとが繰り返し、出てはひっこみ、また出てくるのにお気づきになるでしょう。これらの心配ごとをつきとめ、これらに打ち勝つことで、みなさんはご自身の心配性のとても大きな部分を打ち負かすことができるのです。

エクササイズ▼　みなさんの根となる心配ごととは何でしょう?

少なくとも1週間、あなたの心配ごとのセルフ・モニタリングを続けたあとで、それぞれのテーマについて、どれだけ心配になったかを数えてみましょう。どんなことが一番ひんぱんに心配になったでしょうか? 健康についてでしょうか? 家計でしょうか? 人間関係でしょうか? もしかしたら職場かもしれないし、ご家族についてだったかもしれません。いったん根となる心配ごとをいくつか特定したら、それをノートにリストアップしてみてください。

第2章　コミットしよう

本章に入るにあたって、みなさんにまず確認したいことがあります。今、あなたは、ほんとうにあなたの心配性をコントロールするためにコミットしていますか。この質問にお答えいただくまえに承知しておいてほしいのは、心配性を打ち負かすために必要な、さまざまな代償の重要性です。本章において、みなさんが過剰な心配性をとり除くためにきちんとコミットできているかどうかを、自分で判断していただくための情報を提示いたします。そして、みなさんが、変化のプロセスを知り、過剰な心配性のもたらすコストと、またメリットを位置づける、お手伝いをいたします。一方で、心配そのものはあまりプラス面、マイナス面をそれ自身としてはもっていないので、あらためて心配性をコントロールできるようになることのプラス面、マイナス面を論じていきます。本章の最後で、再びみなさんに、みなさんに、自分の心配性を減退させるためにコミットする用意があるかどうか、たしかめます。

ある意味で、コミットすることこそが、みなさんにとってもっとも重要なステップなのです。変化にコミットして、ねばり強くとりくむことが、みなさんの成功には欠かせません。本書のメソッドはたしかに「効き」ますが、それには、それだけのみなさんの側の努力が必要なのです。だからこそ、コミットすることは本当に大切なのです。

変化はどんな影響をもたらすのか

日常生活の中の、心配性の量を減少させて、ポジティブな変化を起こそうとするとき、心配性をコントロールできるようになるプロセスについて、いくつかの鍵となることがらを認識しておくことが重要になります。まず、心配性をコントロールするということは、これまでみなさんが身につけてきた数々のスキルとも似通った、1つのスキルであるということです。たとえば、自動車運転の教習を受けたときを思い出してください。最初はすわりもわるく、圧倒された気分だったでしょう。これまでコントロールする必要のなかった物体をコントロールしなければならないのですから。なにもかも覚えきれないようにさえ感じます。エンジンを起動し、ウィンカーを出し、サイドミラーを見て、シフトレバーを操作して、ハンドルを操り…これらすべてをこなしながら、事故を起こすなというのですから。多くの教習生のように、みなさんも失敗をかなりやらかしたことでしょう。信号無視、あるいは、交差点でエンスト…。（実地に運転をはじめてからも）最初の違反キップのことは忘れてはいないでしょう。しかし、何回も実地の運転を重ねるうち、運転はきっと、しっかり身についていったはずです。心配性のコントロールもまた自動車の運転によく似ています。最初はこのメソッドも奇妙に感じられ、なかなかなじめません。きっとどこか、気押される気分さえ味わうかもしれません。しかしねばり強い練習を経ていくと、心配性とうまくつきあうことは、まさに自動車を運転することのように、あたりまえのことになるのです。

そして、心配性をコントロールするスキルをマスターするにもまた、ほかのどんなスキルとも同様に、時間と努力が必要であるという、このことを認識しておいていただくことが欠かせません。定期的に本書収録のエクササイズを実行する時間を確保してこそ、本書のメソッドは最大の効果を発揮します。私たちも現場で、ねばり強い努力の効果を目にしてきました。悩んでいた方々が根気強くその心配性をコントロールすることにとりくみ、みなそれぞれ、最良の成果をあげたのです。

とはいえ、本書所載の解決法を用いて進んでいくうち、みなさんも成長というものには山あり谷あり、ということにお気づきになるでしょう。がんばれば、成長できます。しかし、そんな努力にもかかわらず、自分の心配性をたゆまずチェックし続けることが困難な日々も来るでしょう。それは自然なことです。みなさんは新しいスキルを身につけようとしているのですから、その学習過程の間では、前進と後戻りを両方とも経験するでしょう。

私たちの関わったエレンという女性が、心配性とのつきあい方の学習過程におけるアップダウンのいいお手本になります。たゆまず、懸命な努力を通して、彼女は心配性のコントロールに大成功をおさめました。実際、とても状態がよくなった彼女は、最後のセラピーのとき、なぜあんなにも心配だったのか、と声に出して驚嘆しました。自分の人生から、暗雲がさっと消えうせて、すっきりと晴れた、ストレスのない人生があらわれてきたんです、と。

しかし、心配性が再びエレンを避けようもなく襲いました。この予測可能だった苦境を、ただのぶり返しと見なして、落ちこんで負けてしまうかわりに、彼女はそれを新たなスキルの進歩に向かう絶好のチャンスとして受け止め、しっかり向き合いました。これらの苦境の中で、新たなスキルを磨き、彼女は前に増して、うまく心配性をコントロールすることができるようになったのです。結果として、彼女が心配性に襲われることはずっと減って、ほとんどなくなりました。

✤現実的なゴール

人生に変化をもたらすことに成功するためのもう1つの鍵、それは現実的で達成可能なゴールを設定することです。私たちの元にセラピーにやってくる方々の多くは、人生から心配性を完全に消し去ることを願っています。本書をお読みのみなさんもまた、心の中に同じゴールを設定しているかもしれません。あの方々同様に、みなさんも成功すべきゴールを、二度と心配をしないこと、としてしまっているかもしれません。過剰な心配性の悪影響にお悩みなのであれば、みなさんがそうお考えになるのにも無理はありません。

しかし残念ながら、心配を完全に消し去ろうとすることは、それが達成不可能であるゆえに、自滅的すぎるゴールであり、失敗にみなさんを導いてしまいます。現実には、ある程度の心配性とは、人生における避けられない現実なのです。その心配性がしつこすぎて、コントロール不可能になり、非生産的なものになったとき、はじめて解決すべき問題となるのです。だからこそ、私たちは目指すべきゴールを、すべての心配性の消去ではなく、非生産的な心配性のコントロールにするのです。

エクササイズ▼　ゴール設定

本書を読み、エクササイズを実行することによって、あなたは何を達成することを望んでいますか。たぶん、お子さんやお仕事などについての、具体的な心配性のコントロールをお望みかもしれません。あるいは、心配性全般をコントロールする戦略を身につけたいとお考えかもしれません。また、リラクセーションのテクニックやアサーティブなコミュニケーションのテクニックなど、心配性をコントロールする特定のスキルを学ぼうとされておられるかもしれません。本書を通して、あなたが達成したいと思うゴールについて考えてみて、ノートに書き出してみましょう。

✜現実的な期待

変化のプロセスと明確で合理的なゴール設定について理解するのとならんで、みなさんご自身の変化への期待について考えてみるのも重要なことです。心配性をよりよくコントロールできるようになることについて、どのような期待を抱いているのか、自問してみてください。本書を読むだけで、楽になれるとお思いかもしれません。残念ながら、それではたぶんうまくいかないでしょう。どんなエクササイズの本もそれを読んだだけでは、体型を変えることはできません。同じように、エクササイズを実行せずに、本書を読み飛ばしてしまっては、きっとあまりお役には立てません。

あるいは、私たちが接してきたあるタイプの方々のように、本書収録のエクササイズを、ほんの少し試せば、ぐんと効果があがるだろうとお考えかもしれません。やはり、そのやり方でも、きっとうまくはいかないことでしょう。というのは過剰な心配性とは、「慢性的」な問題だからです。つまり、そのやり方で、少しの間はやりすごせるかもしれませんが、結果としては、ある程度の時間と懸命な努力こそが、みなさんの心配性をコントロールする道なのです。一夜にして変化は起こせません。心配性とつきあうために必要なスキルを身につけるのには、根気強い実行と努力が必要なのです。

特に困難な心配ととりくんでいるときには、フラストレーションが溜まることもあるでしょう。しかし、また、爽快な気分を感じることもあるのです。私たちの現場の方々、そして私たちにとってとても幸せな瞬間は、心配に打ち勝ったそのときになってやってくるのです。そう、にっこりほほえんで、こうおっしゃるときです。「昔はほんとうに心配になったものだけど―今は全然心配なんかじゃない！」

心配性のコストとメリット

やすらぎと幸せへと続く道に旅立つにあたって、心配性のコストとメリットをリストアップすることは大切な出発点です。まずそうすることによって、みなさんの心配性をコントロールする必要性について、準備が整った判断を自分で下すことができるようになります。

最初に心配性が引きおこすコストからはじめましょう。過剰な心配性のコストには、一般的には、身体的な問題、いらいら、人間関係上の問題、リラックスして人生をエンジョイできなくなること、過剰な薬物やアルコールの摂取、生産性の低下、などが挙げられます。この中のいくつか、もしかすると全部をみなさんはすでに経験しておられるかもしれません。あるいは、異なったタイプのコストを被っているかもしれません。ここ数ヶ月間を振り返ってみてください。心配しすぎることによって、何を失ってきたでしょうか。

今度はメリットの方を考えてみましょう。信じようと信じまいと、心配性にはいくつかの長所があるのです。なんらかの見返りがないかぎり、人間は何かを継続してきたりはしません。変化にコミットする前に、自分の心配性が生み出してきた利益を見直してみることが大切です。次に挙げるのは、一般的に心配性がもたらしてくれるメリットです。

・**気晴らし**　みなさんの心配性は、もしかすると、他の悩みごとからみなさんの注意をそらしてくれているのかもしれません。ふしあわせな結婚生活、や意にそわない職場など。

・**不安の軽減**　皮肉なことに、心配性は痛ましいイメージや思考をブロックすることによって、不安をいくぶんか「軽減」さえしてくれます。心配しているとき、不安ではあるにせよ、想像の中に忍びこむ、空恐ろしいシナリオにどっぷりはまると感じるであろう、ひどいパニック状態にはおちいらずにすむのです。

・**ジンクス**　心配する人々の多くは、心配性こそが、何かひどいことが起きるのを防ぎ、自分たちを守ってくれているのだ、と信じています。もしこのような信念を抱いていたなら、みなさんも、もし心配することを止めたら、何かとんでもなく悪いことが起きると恐れを感じることでしょう。例えば、恐がりのパイロット、バドは、自分が墜落事故について常に心配していなければ、彼の飛行機が墜落しかねないとまで信じていました。彼にとっては、その自分の心配性こそが、機体を空中に支えているように思えていたのです。

・**いやなことの回避**　みなさんの心配性はみなさんがしたくないことからひきはなしてくれているのかもしれません。自分自身を直接、そしてアサーティブに表現するかわりに、自分の心配性をいいわけにしていやなことを回避しているのです。

・**他者をコントロールする**　ほかの人々の行動をコントロールするために、心配性を用いているかもしれません。たとえばあなたがあなたのお嬢さんに手を焼いているとき、お嬢さんに旅行に出かけると言い出されて、ひどく心配だからと応じるとき、あなたは彼女が旅行を取りやめるようにし向けているのかもしれません。

・**心の準備**　みなさんはあらかじめ、恐ろしいできごとを過剰に心配しておくことによって、そのできごとがおきても、心の準備をして迎えることができ、平静を保つことができるというように信じているのかもしれません。たとえばジョーンはいつも夫に捨てられることを心配していました。いい関係を保っていたにもかかわらず、あらかじめ離婚について心配することによって、もし最終的に夫が去ることを決意しても、自分が持ちこたえられることができるように感じていたのです。

・**問題解決**　みなさんの心配性こそが、実際に問題解決にあたって、より効果的に働くと信じているのかもしれません。心配性なしでは、自分が、人生における困難に立ち向かえないかのように信じているのかもしれません。

残念なことに、心配性を減らすとりくみをはじめると、以前感じていたこれらのメリットを失うことになります。喜ばしいのは、この変化は不可逆的なものではないということです。いいかえれば、みなさんが望めば、心配を再開し、これらのメリットを再び享受することもできます。しかし私たちは、自信をもって申し上げます。みなさんが心配性をコントロールすることによって、いったん人生に光を見い出せば、あともどりしようとはしないでしょう。

エクササイズ▼　心配の損益計算をしてみよう

ノートのページの真ん中に縦線を1本引いて下さい。片方にあなたの心配性の引きおこすコストをリストアップしてください。反対側にメリットをリストアップしてください。さあ。それぞれの欄を眺めて、双方を比べてみてください。どっちのほうが多いですか？コストのほうが多いでしょうか。それとも逆でしょうか。このエクササイズはあなたの心配性があなたに利益となっているか、不利益として働いているか、判断するのに役に立ちます。

心配性のコントロールを身につけることの損得

実行していただいた、先ほどの損益分析にもとづいて、心配は自分にメリットよりも多大なコストを引き起こしているという判断に至り、自分の心配をコントロールすることを学ぶ気になられたとしましょう。心配性をコントロールすることを学ぶことで、みなさんにどんな得があるでしょうか。ある意味では、得られるメリットの多くは、単なるコストの反対物にすぎません。もっとリラックスしてすごせるようになったり、家族や友人に対してあまりいらいらしなくなったり、そんなことです。しかし、それに加えて、心配性をコントロールすることには、ほかのタイプのメリットもあります。そのなかには、より強い自信や生産性の向上、よりしっかりした精神的やすらぎ、喜びと幸せも存在するのです。

もちろん、この変化にともなうコストも存在します。まず本書を読んで、エクササイズを実行するのに必要な時間と労力です。本書の第3章「リラックスを学ぼう」で紹介するリラクセーションのためのテクニックや、第4章「思考を変えよう」でご案内する認知的戦略、これらのようないくつかのエクササイズには、最大の効果をあげるために、毎日、20〜30分の実践をしていただく必要があります。

もう1つのタイプのコストもあります。いくつかのエクササイズ、特に本書の第9章「心配ごとに立ち向かおう」や、第5章「反応のしかたを変えよう」で紹介するものは、みなさんの不安を一時的とはいえ、いったんは増すかもしれません。もちろん最終的にみなさんの心配性を減退させるために、これらの戦略は組み立てられていますが、いったんはみなさんが恐れているようなものと直面することを含んでいますので、みなさんはこれらの解決法に取りかかりはじめるはじめのうちは、かえって落ち着かなくなってしまうかもしれません。

エクササイズ▼　損得を計算しよう

さあ、ノートのページの真ん中に縦線を1本引いて下さい。左右それぞれに心配性のコントロールを身につけることについての損得をリストアップしてください。すべての利益、不利益の可能性を考えてみてください。それから両方を並べてチェックしてみてください。

心配性のコントロールの習得はあなたにとって損か得かどちらが多いでしょうか？

変化にコミットしよう

本章の冒頭で、みなさんにこうたずねました。今、あなたは、ほんとうにあなたの心配性をコントロールするためにコミットしていますか。ここまで読んで、心配性をコントロールすることへの現実的な期待にもとづいて、変化がどのような影響をおよぼすのか、もうご理解いただけたと思います。どう考えていますか。損得を計算してみて、心配性とつきあう方法を学ぶのが自分にとって最善であると、判断しましたか？　もしそうであれば、自分でコミットするべきときなのです。次に挙げるのはあなたの心配性をコントロールすることに取りくむ、あなたの意志を確認する「契約書」です。

エクササイズ▼　自分と契約しよう

ノートに次の「契約書」を書き写してください。署名をして、日付を記しましょう。

「私は私の心配性をコントロールすることにコミットします。私はこのことには時間と労力を要することを理解しています。それゆえ、本書収録のエクササイズに毎日一定の時間を割り当てます。私は私の心配性のコストがそのメリットを上回っていると判断しました。私は私の心配性をコントロールすることとその減退にコミットします」

くじけそうになったら、心配性のコントロールの習得の損得のリストとともに、この「契約書」を読み直してください。また、あなたのこのコミットメントを、人生においてあなたの支えとなってくれている誰かと、この契約書を共有することによって、明らかにしておくのもよいでしょう、

第3章　リラックスを学ぼう

心配性に悩んでいる多くの人が経験上、ご存じのように慢性的なコントロール不可能になった心配性は心身にトラブルを起こしてしまいます。ほうっておくと心配性は次のようなトラブルを引き起こします。疲労感、頭痛、筋肉のこわばり、震え、いらいら、発汗、赤面、めまい、息切れ、不眠、嘔吐、下痢、そして不眠…などです

これらのトラブル同士は、一見すると何の関係もないように思えますが、実はある同じ1つの現象の結果なのです。それは必要以上に活性化し続けている神経系の存在です。本章では、神経系がどのように働いているかをご説明し、そしてこの慢性的に活性化してい

る神経系の動きに対処するための、リラックスの4つのテクニックをご紹介します。これらのテクニックを規則的に実行すれば、緊張して張りつめた状態を変えて、落ち着きをとり戻し、ストレスを軽減することが可能です。

2つの神経系

日々実行していただくリラックスのためのテクニックを説明する前に、まず、みなさんの神経系、正確には「複数の」神経系がどのように働いているか、理解することが肝心です。ご存じのように、人間は2つの神経系を備えています。まさに自動車のように、みなさんの心身にはアクセルとブレーキが備わっているのです。この場合のアクセルとは「交感神経系」と呼ばれているもので、こちらが心配が起きるときに活性化します。この活性化が起きると、みなさんの心身の活動は活発になります。心臓の鼓動は速まり、呼吸も早くなって、血圧はあがります。口が渇いてきて、消化器系にある血液は筋肉の方に速やかに流れこみます。この現象はあなたの心身行動上の「逃げるか・立ち向かうか？」反応と呼ぶべきものです。進化の過程上で出会う危険な状況で、人間が生き延びてくるために、この反応のしくみが備わってきたのです。この反応のしくみなしには、人間はこのように長くは存続できなかったでしょう。

もう1つの神経系、先の自動車のたとえでいうと、ブレーキにあたるのが、「副交感神経系」として知られているもので、こちらはみなさんの心身を落ち着かせる方向にはたらきます。この副交感神経系が活性化すると、心臓の鼓動はゆっくりになり、呼吸数も低減し、血圧も抑えられ、筋肉はリラックスします。そして、消化器系の活動が活発化します。今度、みなさんがとてもリラックスしているときや、夜眠りにつこうとしているそのときに、注意してみると副交感神経系の働きを実感できるかもしれません。このような反応を先の「逃げるか・立ち向かうか？」反応と対比して、「ひと休みして、腹ごなし」反応と呼ぶ人々もいます。

もし慢性的な心配性にお悩みなのであれば、みなさんは、「アクセル」をベタ踏みしっぱなしの状態なのかもしれません。「ブレーキ」、つまり副交感神経系が、この場合、「お留守」になっているのです。目の前のものごとをこなすにあたっては、みなさんは敏捷にすばやくやってこれたのかもしれませんが、その一方で、自分を落ち着かせる能力が低下してしまってきたのです。本章でご紹介するリラックスのためのメソッドは、この落ち着かせる能力の回復に役立ちます。きっと、みなさんも、もう1度、気をらくにして、リラックスすることが可能になるでしょう。

リラクセーション

リラックスを身につけるためには、それに応じたリラクセーション・テクニックが必要になってくるでしょう。本章ではみなさんが、深いリラクセーションを実現するために、4つのメソッドを学んでいただきます。

1. **漸進的筋弛緩法（ＰＭＲ）**
2. **横隔膜呼吸**
3. **ガイデッド・イメージ**
4. **メディテーション**

✤スキルとしてのリラクセーション

先にあげた4つのアプローチをどれか試してみる前に、まず、深いリラクセーションにたどり着くことは、練習を必要とする1つのスキルである、という事実を理解することが大切です。リラクセーションをスキルとみなすことは、どこか不自然に見えるかもしれません。つまり、リラックスすることは練習して学ぶものとはふつう考えられておらず、むしろ、何か実際やってみるものにすぎない、と考えられています。しかし、もしひんぱんな心配性に悩んでいる人たちが、いざ、と試みても、リラックスすることはそれほど簡単なことではないのです。現実には、ゆったりしようとしているうちに、いらいらしてきて、かえってぎりぎりの状態になってしまうかもしれません。かつてはリラックスをもたらしてくれた、たとえばガーデニングや読書なども、もう以前のようには、やすらぎ、落ち着いた感じをもたらしてはくれません。反対に、ほとんどいつも、心配と不安でいっぱいになっています。夜、眠りにつくことさえ、リラックスして睡眠にたどり着くまで、どんどん時間がかかるようになって、難しくなっていきます。

これらの変化は、リラックスする能力が、1つのスキルであり、慢性的な心配性がそのスキルを揺るがしてしまうあかしです。しかし、次にご紹介する、テクニックの規則正しい、日常的な実行によって、みなさんも、再び簡単にリラックスすることを学ぶことができます。

✣リラクセーション訓練の効果

規則的なリラクセーション訓練には、次にあげる、数多くの効果が実証されています(*Benson 1975*)。

- **身体的効果**　心拍数の軽減、呼吸数の軽減、血圧の軽減、筋肉のこわばりの解消、酸素消費の軽減、エネルギー増強。
- **認知的効果**　集中力の強化、より鋭い注意力、記憶力の増進。
- **情動的効果**　不安全般の軽減、いらだちの軽減、よりポジティブな気分、より大きな幸福感。
- **行動的効果**　アルコール（薬物）などの摂取の減少、睡眠習慣の改善、生産性の向上。
- **健康的効果**　緊張性頭痛の減少、痛みの減少、消化器系の不調の改善。

✤自分に合ったリラクセーション・テクニックを選択しよう

慢性的な心配性の結果、特定の心身上のトラブルに悩まされているのであれば、それぞれ、そのトラブルの領域に、きちんと対応した、リラクセーション・テクニックを選択することができます。こうやって、適材適所で、うまく対応していくのです。たとえば、もし頭痛、肩こり、腰痛につながってしまう、慢性的な筋肉のこわばりに悩んでいるのであれば、漸進的筋弛緩法（PMR）からはじめるのがよいでしょう。というのも、このテクニックは、特に筋肉の緊張に的を絞っているからです。

同様の理由で、もし過呼吸の傾向があり、不安が引きおこす、たちくらみ、胸痛、疲労感に悩んでいるのであれば、横隔膜呼吸が功を奏するでしょう。次の一覧表は、リラクセーション・テクニックの選択のためにまとめました。これはあくまで、荒削りな紹介にすぎません。心配性とのとりくむときには、実際は4つのリラクセーション・テクニックのどれでも、日常的に、規則的に実行すれば、効果はあがるでしょう。

リラクセーション・テクニック	トラブル
漸進的筋弛緩法（PMR）	心身のトラブル：筋肉のこわばり、頭痛、肩こり、落ち着かなさ、不眠。
横隔膜呼吸	呼吸のトラブル：たちくらみ、疲労感、胸痛、胸のしめつけ感、めまい。
メディテーション	認知的トラブル：レーシング思考、もし～たら思考、注意散漫。
ガイデッド・イメージ	心的イメージ：心のなかに展開していく破局的情景（テストに落ちる、飛行機の墜落、プレゼンテーションの失敗）。

4つのテクニック

これから示すのは、現場で私たちがよく用いている4つのリラクセーション・テクニックです。4つとも、それぞれ、日常的かつ規則的に実行すれば、深いリラックス状態を達成する効果があります。

✤漸進的筋弛緩法（PMR）

1929年、エドモンド・ジェイコブソン（Edmund Jacobson）は彼の著書「Progressive Relaxation」に、深いやすらぎの状態に至るための、1つのメソッドを記しました。彼が漸進的筋弛緩法（PMR）*と名づけたこのテクニックを用いて、みなさんの交感神経系を活性化させてしまっている、慢性的な筋肉のこわばりをほぐし、心身の深いリラクセーションを実現することができます。ジェイコブソンはこのテクニックを不安を主要なターゲットとして開発しました。彼は不安とリラクセーションは両立しえない、つまりこの2つは同時には発生しないという理論を立てたのです。ですから、このように意図的に達成されたリラックス状態は、人間が悩まされるどんな不安も減少させるでしょう。

PMRを実行に移す前に、まず、注意深く自分の身体をスキャンしてみてください。どこがこわばっていますか？　あごでしょうか？　首でしょうか？　肩でしょうか。こわばっている部位に気がついたら、それぞれノートに記録して、PMR実行中もそれらの部位に特に注意を向けてください。

＊Progressive Muscle Relaxation

✤PMRの手引き

ここでのPMRの手引きはジェイコブソンのテクニックにもとづいています。それぞれのステップが1つのメソッドとして特定の筋肉のこわばりのリラックスに対応します。

PMRを開始する前に、気の散らない環境と楽な姿勢を確保してください。次に挙げる、

ＰＭＲの各ステップを進めていくにあたっては、それぞれのテンション・ポジションを10秒間維持し、そして次のステップに進む前に、可能なかぎりリラックスした状態を20秒間保ってください。それぞれの段階で、緊張とリラックスの感覚、それぞれに注意をはらってください。その２つの状態の違いに心の焦点を合わせるのです。

①　快適な姿勢で横たわって下さい。

⬅

②　両手の拳を握り、それぞれ肘に向かってたわめ、肘を曲げ、下腕を緊張させてください。そして、下腕を上腕部に向けて引き上げ、二頭筋を曲げてください。今度は力を抜いて、握った拳を離し、下腕を伸ばし、上腕を伸ばしてください。先ほどの緊張した状態とこのリラクセーションした感覚の間の違いに注意を向けてください。

⬅

③　両膝を軽く曲げて、足を15センチほど上げてください。かかとを膝に向かって引き上げてください。そのときのふくらはぎと、ももの緊張を感じてみてください。今度は、

ゆっくり足を戻し、ふくらはぎとももの筋肉をリラックスさせてください。先ほどの緊張した状態とこのリラクセーションした感覚の間の違いに注意を向けてください。

④ おなかを引っ込めて、腹筋を引き締めてください。今度は力を抜いて、腹筋をリラックスさせて、先ほどの緊張した状態とこのリラクセーションした感覚の間の違いに注意を向けてください。

⑤ 息を深く吸い込んで、そのときの胸部と肋骨まわりの筋肉の緊張を感じてみてください。息を吐き出し、今度はそれらの筋肉がゆるみ、リラックスしていくのを感じてください。先ほどの緊張した状態とこのリラクセーションした感覚の間の違いに注意を向けてください。これを2回繰り返してください。

⑥ 背中を反《そ》らせてください。そのときの、背骨の周りの筋肉、その緊張を感じてみてください。今度はゆっくりと身体を元に戻して、背中をしっかりリラックスさせてくだ

さい。先ほどの背骨まわりの筋肉が緊張した状態とこのリラクセーションした感覚の間の違いに注意を向けてください（もし、腰痛などの問題をお持ちの場合は、このステップは飛ばして進んでください）。

⬅

⑦ 両肩を背中に反らせてください。両肩の先を背中の真ん中で、くっつけるようなつもりで。今度は、力を抜いて、リラックスさせてください。先ほどの緊張した状態とこのリラクセーションした感覚の間の違いに注意を向けてください。

⬅

⑧ 両肩をすくめてください。両肩の先をそれぞれの耳に近づけるつもりで。このとき、肩や首の周りに生じる緊張を感じてみてください。今度は両肩をしっかり元に戻して、肩や首のリラクセーションした感覚に注意を向けてください。

⬅

⑨ 眉をできるだけ上に動かしてみてください。ひたいに近づけるつもりで。そのときの、ひたいまわりの筋肉、その緊張を感じてみてください。今度はその同じ筋肉をリラッ

クスさせて、そのリラクセーションした感覚に注意を向けてください。

⑩ 眉をできるだけ下に動かしてみてください。文字通り眉をひそめるつもりで。そのときの、目のすぐ上の筋肉、その緊張を感じてみてください。今度はその同じ筋肉をリラックスさせて、その感覚に注意を向けてください。

⬅

⑪ ぎゅっと目をつぶって、そのときの、目のまわりの筋肉、その緊張を感じてみてください。今度はその同じ筋肉の力を抜いて、完全にリラックスしてください。

⬅

⑫ 今度は、ただリラックスして、身体に残った緊張をほぐしてください。深く、ゆっくりと数分間呼吸して、その呼吸に注意を向けてください。

⬅

ＰＭＲの実行には、だいたい20～30分ほどかかります。先ほどの手引きを自分で録音して、ＰＭＲの実行中に、そのテープなどを聞くのも助けになるでしょう。もし、テープに録音するのであれば、それぞれのステップを落ち着いて、すっきりした声で吹きこみ、緊張のステップにはそれぞれ10秒間、リラックスのステップにはそれぞれ20秒間を割り当ててください。

このエクササイズを1日1回実行し続ければ、みなさんも全体的なやすらぎを得て、緊張と心配の感覚の減退を実感できるでしょう。また頭痛や肩こりなどの心配性に関連している、心身のトラブルが収まるのも感じることができるかもしれません。すぐに目に見えるように、リラックスが実感できなくても大丈夫です。毎日のエクササイズの実行記録を、その都度、そのときの全体的なリラクセーションのレベルを1（非常に緊張している）から10（とてもリラックスしている）までに区分して、ノートにつけておくと役に立ちます。このやり方で、みなさんは、このスキルに上達していくにつれて、状態が改善していくのを記録できます。

✤横隔膜呼吸

慢性的な心配性は、みなさん本来の呼吸のあり方を変えてしまい、望ましくない呼吸のくせをもたらしかねません。心配性が引きおこす緊張は、多くの場合、呼吸の位置をその本来の場所である横隔膜から、胸部に移動させてしまうのです。これは「胸式呼吸」と呼ばれるもので、この呼吸は浅く、速くなってしまいがちです。

元来、人間は胸で呼吸するようには生まれついてはいません。私たちが本来、どのように呼吸するように生まれついているのか見てみるには、眠っている赤ちゃんを見れば良いでしょう。赤ちゃんのおなかは一定のリズムで、静かにふくらみ、そしてゆっくりすぼまっています。そのとき、胸郭はほんの少しか、全く動いていません。呼吸の基礎は深くおなか、より深くは腹部にあることに注意してみてください。これこそが「横隔膜呼吸」として知られているものです。

成長にしたがって、多くの人は横隔膜呼吸を行う力を失ってしまっています。実際、私たちの仲間のひとりは、訓練した歌手ぐらいしか、大人は横隔膜呼吸はできないとも主張しています。さあ、ここでみなさんの呼吸をテストしてみましょう。一方の手を胸に、もう片方の手をお腹のボタンのあたりに置いてください。どちらの手が動いていますか？胸に置いた手が動いていれば動いているほど、みなさんは胸式呼吸をしていることになります。

✤過呼吸症候群

胸式呼吸はしばしば、過呼吸をもたらしてしまいます。ここで「過呼吸」という用語を使いましたが、みなさんは、この用語から、映画などのワンシーン、激しくはあはあ息を切らせた俳優が、紙袋に顔を埋めて息をしている姿を思い描くかもしれません。しかし、過呼吸とは、いつもそのように大げさなものとはかぎらないのです。現実には、それはとてもかすかなトラブルで、起きていることに自分でさえ気づかないこともあるかもしれません。つまり、過呼吸の定義とは、単純に、身体が必要としている以上の酸素を取りこむことだからです。

たとえば、机に座って、パソコンに向かって仕事をしているとき、みなさんの身体が必要とする酸素量はとても少ないのです。しかし、もし緊張したり心配になったりすると、その必要以上に呼吸は速くなり、みなさんの呼吸は、速い吸気と不十分な呼気の組み合わせになってしまいます。この状態におちいると、とりこまれる酸素の量が、それに対応すべく吐き出される二酸化炭素の量を上回ってしまいます。その結果、血中の酸素濃度に対しての血中の二酸化炭素の濃度が低下します。過呼吸のもたらしてしまうこの変化は、次にあげるようなさまざまな不快なトラブルの引き金となります。

・口の渇き　・疲労感　・たちくらみ　・呼吸の短さ
・ろうばい、あるいは赤面　・胸の痛み、あるいは過敏　・激しい動悸
・緊張感、不安感　・ひんぱんなため息、あくび

✜横隔膜呼吸の手引き

ペースを整えて、コントロールした形で、横隔膜呼吸を行うことには、過呼吸及び胸型呼吸がもたらしてしまう、不快なトラブルを打ち消す効果があります。次にあげるのが、横隔膜呼吸を実行するためのステップです。

1. 心地よい姿勢で横たわってください。
2. 全身の緊張をスキャンしてみて、緊張している筋肉はすべてリラックスさせてください。
3. 自分の呼吸に注意を向けてください。
4. 片手を胸に、もう片方の手をお腹のボタンのあたりに置いてください。
5. 鼻で呼吸してみてください。

6．呼吸の位置を胸部から腹部に移動させてみましょう。胸をじっと動かなくさせてください。すると、おなかが簡単に、風船のように、ふくらみ、しぼむでしょう。
7．1、2、3と数えながら、息を吸い、1、2、3と数えながら息を吐きつつ、呼吸のペースをゆっくりにしていきましょう。
8．これを約10分ほど続けてください。

このお腹での呼吸がうまくいかないようなら、お腹の上に本を1冊置いてみて、息をするごとに、それを上下させてみてください。このエクササイズの実行中は、ため息やあくび、深呼吸はがまんしてください。そうではなく、ここでは、スムースでなめらかに呼吸することが目標です。いったん呼吸のペースがゆっくりになってきて、横隔膜を使えるようになってきたら、この呼吸は難なくリラックスしたものに感じられます。

このスキルをいったんマスターすれば、不安を感じたときいつでも、簡単かつ誰にも気づかれずに、使いこなせます。片方の手をお腹に置いて、呼吸を横隔膜に移動させるのです。そして、3つ数えながら、息を吸い、3つ数えて息を吐きつつ、呼吸のペースをゆっくりにしていくのです。

ガイデッド・イメージ

不安に襲われるとき、心は破局的な思考でいっぱいになってしまうでしょう。失職、あるいは火の手が我が家にせまっている、などなどの破局を予期してしまうかもしれません。こうなると、アドレナリンが血管を駆けめぐり、脈拍は上がり、呼吸も速くなっていきます。その結果、より不安になり、心配に襲われ、緊張が高まります。

ガイデッド・イメージは、みなさんの心の焦点をおびえではなく、落ち着く方向に導くことによって、これらの切迫した思考を打ち消すものです。破局を想像すること自体が、不安な状態を作り出すのと同じように、おだやかでリラックスした情景を思い浮かべることは、やすらぎの感覚を生み、慢性的な心配性のもたらすダメージを中和してくれるのです。

✤ガイデッド・イメージの手引き

ガイデッド・イメージの実行にあたっては、焦ってもいけませんし、中断してもいけません。ですから事前の準備が大切です。約30分をこのエクササイズの実行のために割り当ててスケジュールを立て、じゃまされない静かな場所を選んでください。予定した時間がきたら、次のステップに従ってください。

1. 心地よい姿勢で横たわってください。

2. 呼吸のペースをゆっくりにしていきましょう。

3. 全身の緊張をスキャンしてみて、緊張している筋肉はすべてリラックスさせてください。

4. おだやかでゆっくりした呼吸を続けながら、次にあげる情景を生き生きと思い浮かべてください。

5. エクササイズを終えたら、数分間、目を閉じて静かにリラックスしてください。

エクササイズをいっそう効果的にするために、次の文章を落ち着いた声で、ゆっくりとみなさんのイマジネーションを活性化させるゆったりした時間をとって、テープなどに吹きこんでください。そして、このガイデッド・イメージ・エクササイズの実行中、視覚的なイメージを活性化するためにこのテープを流してください。

✤ガイデッド・イメージ・シーン

「あなたは浜辺を歩いています。太陽は高く、青空に映えて輝いています。あたたかく、心地よい。潮風があなたの肌をさわやかになでます。海は深い青色。波が静かに打ち寄せます。歩いていると、つま先に砂の感触、そして、心配ごとは遠くに離れていきます。そのうちに、居心地の良さそうな、静かな場所を選んで、あなたはそこに横たわります。

あなたは毛布のうえで伸びをして、打ち寄せる波音を聞いています。あなたの呼吸も波と同じリズムを刻みはじめます。太陽は、空高く輝き、あなたの肌をあたたかく照らしています。あなたは足にあたたかさを感じます。そして足はだんだんあたたまって、重く感じられていきます。あなたの呼吸はだんだん深く、ゆったりしていきます。そして太陽のあたたかさが足全体から、ひざ、もも、腰にとひろがっていきます。あなたの両足はもうここちよくあたたまって、重く、リラックスしています。波音が寄せては返し、寄せては返すのが聞こえて、だんだんあなたの気分もさわやかになっていきます。

もうあなたの呼吸は深く、ゆったりしています。そしてあなたはやすらぎ、リラックスしています。太陽のやさしい光があなたの足元からあなたのおなかにひろがっていきます。あなたはあたたまった腹筋がリラックスしていき、すっきりして、やすらかに、落ち着いていていくのを感じます。おなかが波音に合わせてゆっくり上下するにつれて、あなたの肌もあたたまっていきます。

太陽のあたたかさがあなたのからだ全体にひろがっていきます。おなかからだんだん上がっていって、胸いっぱいにひろがっていきます。胸の中にともった灯りが広がっていくのを感じます。その灯りはあなたをゆったりとやすらかな気分で満たしていきます。足、おなか、胸、とだんだんあたたかく、重く、おだやかになっていきます。あなたを満たすこのあたたかさを感じて、あなたはゆったりと呼吸をしています。

さあ、このあたたかさは今度はあなたの指先にまで進んで、リラックスさせてくれます。この感覚はあなたの腕をすうっと通っていきます。あなたの手首から肘へと進んでいきます。あなたの腕がだんだん重くなります。太陽のあたたかさが進んでいって、腕の筋肉もだんだんリラックスしていきます。あなたはリラックスした気分に身をまかせ、呼吸がまたさらに、ほんの少し、ゆっくりになります。

リラックス、太陽のあたたかさがあなたの肩から首へと進んでいきます。あなたは太陽に身をまかせ、リラックスしていき、肩も首も楽になりゆるんでいきます。足先から肩までの、あなたの全体の筋肉があたたまり、重くなり、リラックスしています。あたたかい太陽が深いやすらぎをあなたのからだにひろげています。

このやすらぎが、あなたの体全体、ほかのところにもひろがって、あなたの顔にたどりつきます。あなたの顔の筋肉がゆったりしていくのを感じます。あなたの顔はなめらかに、ひらかれて、おだやかになっていきます。あたたかい太陽があなたをあたためます。顔のこわばりがぜんぶほどけていきます。もうあなたの気分はおだやかです。これまで感じたことのないほど、やすらいでいます。あなたは深くリラックスしています。

ゆったりと息をして、この深いリラックスを感じてください。あなたの今感じている、あたたかさ、重さを味わってください。あなたが完全にやすらぎ、リラックスしている、今このときを、味わってください。太陽を浴びながら、きらきらと輝く光があなたの肌をおおっています。あなたはここちよく、あたたまっていきます。あなたは完全に落ち着いています。このうえもなくリラックスしています」

✤メディテーション

メディテーションの由来ははるか、人類の歴史の始まりにまでさかのぼります。おそらくはそれよりもさらに古くから。このメディテーションは、人々がずっと探求してきた内的な平安とリラクセーションをみなさんにもたらしてくれるでしょう。本来は精神的実践であるメディテーションは、数世紀を経て、現在では世界中で実行されているリラクセーション・テクニックになったのです。

メディテーションの目指す主なゴールは、心のやすらぎと、今というときへの高められた意識の獲得にあります。これは過剰にアクティブで、かつ（ネガティブな）未来への不安でいっぱいの、典型的な心配性の方々の精神状態とは、はっきりと対照的です。心を鎮め、今というときに心の焦点を定めることは、みなさんの身体を不必要な緊張から解放してリラックスさせてくれるでしょう。その結果、内的なやすらぎと神経と不安の鎮静がもたらされるのです。

✤メディテーションの手引き

みなさんが選ぶ気になれば、世には数多くのさまざまなメディテーション・テクニックが存在します。「The Anxiety and Phobia Workbook」(*2005*)の著者、エドムンド・ボーン(Edmund Bourne)の次のようなシンプルで効果的なメディテーションの手引きを紹介しています。

1. 静かでさまたげのなさそうな場所を見つけましょう。

2. ここちよい姿勢で座りましょう。

3. 特定の意味のない言葉を選んで、その言葉に心の焦点を合わせましょう。たとえば、「1」、とか「木」などです。この言葉がみなさんの呪文となります。

4．呼吸に注意を向けてください。

5．一息吐くごとに、さきほどの言葉を繰り返してください。

6．何か他の考えが浮かんできても、なすがままにまかせて、さきほどの言葉に心の焦点を合わせてください。

7．以上のエクササイズをだいたい10～20分続けてください。

メディテーションの実行中は、あくまで受け身の姿勢を保ってください。ただ、リラックスが自然に生まれてくるがままにするのです。他のリラクセーション・テクニックとまったく同じように、メディテーションから最大の効果を得るためには、毎日の実行が欠かせません。1日に1回か2回の実行を目指しましょう。

第4章 思考を変えよう

第3章では、不安を感じたときに生じる、心身の過剰な活性化にどのように対処するか、具体的なテクニックを学んできました。本章では、みなさんが不安やストレスを感じているとき、みなさんの思考がどんな役割を果たしてしまっているかに焦点をあてます。ここでは、みなさんの思考とみなさんの感情の結びつきを解き明かし、思考（認知）のゆがみの果たしてしまう役割について説明します。また、この思考に立ち向かい、これをうまく整えるための具体的な戦略を解説します。

認知療法のこれまで

1960年代、精神科医アーロン・T・ベックと心理学者アルバート・エリスは、それぞれ独自に、心理的な困難を解決する新たな治療モデルを作り出しました。精神的な問題を無意識下の問題に帰す、それまでの精神分析の流れに満たされないものを感じていた彼らは精神的なトラブルを、それとは異なった視点から治療する新たな方法を探求しました。この新しい理論を現場で試して、彼らは2つの革新的な発見にたどり着きました。まず第1の発見は、心理的な困難の源泉は、無意識などではないということです。そして、現場での観察において、そして精力的な研究において、ベックとエリス、そしてドナルド・マイケンバウムなどのほかの認知療法家たちは、意識の外部での内的な葛藤などではなく、私たち自身の「思考」こそが私たちがどう感じるか、を決定づけるのである、ということを見出したのです。ベックはこの、思考が情動を決定づけるとする理論を、「認知モデル」と呼称しました。

ベックはこの理論を展開していくなかで、第2の重要な発見を成し遂げました。感情的な困難に悩む人々がまた、ゆがんだ思考にとりつかれてもいるという事実を、彼は発見したのです。言いかえれば、不安やうつなどのネガティブな感情は、外部の世界への誤った解釈から引き起こされるのです。たとえば、人でいっぱいのパーティに出ると不安になる、という人は、その場のみんなが自分を見下して、品定めしているなど、何の証拠もないのに考えてしまうかもしれません。実際にその人は、その場でのほほえみや笑い声など、ポジティブでありうる手がかりさえも、みんなが自分をあざ笑っている証拠と見なしてしまうかもしれません。結果として、その人は心配性に襲われて、緊張してしまい、人ごみなどから身を引いてしまいます。しかしこの例をご覧いただけば分かるように、この人を不安にさせているのは、実際の状況ではありません。むしろ、その人自身のゆがめられた思考なのです。

この感情的な困難についての新たな理論にもとづいて、ベックは革新的な治療技法を展開し、その理論を現場で試しました。そして、このテクニックを用いたところ、彼はこのゆがみを修正して、より合理的で現実的な思考に置き換えることによって、劇的にトラブルが改善するのを目のあたりにしたのです。この結果は、思考のゆがみが気分障害の根本にあるという彼の理論を証拠づけるものでした。その後も、数多くの研究者が同じ方向で、うつ、パニック発作、そして心配性などのさまざまな心のトラブルにこのタイプのセラピーが効果をもたらすかを探求し、ベックの理論の有効性をさらに確たるものとしました。

「認知療法」として知られている、ベックの理論によるセラピーとは、ゆがめられた思考および信念を修正することを目指します。ベックと彼の著作（*Beck et al. 1979; Beck, Emery, and Greenberg 1985*）、そして同じ流れに位置するほかの認知療法家たち、デビッド・D・バーンズ（*1999 b*）、アルバート・エリス（*Ellis and Harper 1975*）、そしてロバート・リーシー（Robert Leathy）（*2003*）、彼らが、本章で説明する理論と戦略の基礎を作りあげたのです。

エクササイズ▼　レモンを思い浮かべよう

次に挙げるエクササイズを実行すれば、みなさんの思考のもつ影響力について、実験して自分で試せます。目を閉じて、半分にスライスされて、きれいな真っ白のお皿に載せられた、あざやかな黄色のレモンを想像してみてください。レモンからその果汁がお皿にしたたるのが見えます。その新鮮な、柑橘系の香りがただよってきます。こんどは自分が、その半分のレモンを指でつまんで、ゆっくりしぼり、かぶりつく様子を想像してみてください。レモンの果汁を味わい、あなたの舌はその酸味に反応していきます。今度は現実にもどってみなさんに何か起こったか、確認してみてください。口のなかが唾でいっぱいになっていませんか？　それは、みなさんの身体が生き生きとしたメンタル・イメージ、つまり認知、に対して反応して起きたのです。実際、多くの場合、みなさんの身体はみなさんが想像したことに対して、まるで、それが現実に起きているかのように反応するのです。

認知と心配性

先ほどのエクササイズを試せば分かるように、みなさんの思考は、みなさんがどう感じるかにとても強い影響を与えます。そして、まさに実際に食べ物がなくても唾が生じたことと同じように、これらの思考はまた、現実に危険が存在しない場合でも、ストレスや不安を感じさせ得るのです。言いかえれば、もし、心臓発作や愛する人を失うことなど、破局的なことを想像すると、（それのみで）不安を覚えるのです。このような思考やイメージはみなさんの筋肉をこわばらせ、胸はドキドキして、掌に汗さえもにじんできます。ただここで、強調しておきたいのは、このように考え、感じ、そして不安に襲われたとしたら、これこそ、みなさんが自分の不安についてしっかり考える、絶好のチャンスである、ということです。これらの思考はみなさんの不安において、鍵を握っているわけです。これらの恐ろしい思考やイメージ、白昼夢の助けなしには、ひんぱんに襲う心配性と、結びついた不安自体への不安を体験してみることは、ほぼ不可能なのです。

みなさんの不安な思考、そしてその思考が感じさせることは、たとえて言えば、ホラー映画を観る場合のようなものです。以前にご覧になった、何か恐ろしい映画を思い出してみてください。『ジョーズ』とか、ヒッチコックの『サイコ』とかを観たことがあるかもしれませんね。映画のなかでドアがバタン！　と閉まると、飛び上がったりしませんでしたか？　悪役がクローゼットから飛び出してくると、声に出して悲鳴を上げたりしませんでしたか？　サスペンスが盛りあがってくると、筋肉がこわばってきたりしませんでしたか？　もちろん、映画のなかの恐怖が現実のみなさんに起こることなどあるわけもありません。しかし、あなたの身体はまさにあなたが現実にその恐怖のなかにいるかのように反応したのです。これらの反応からわかるように、みなさんの身体にはしばしば、いったいどれが現実のできごとで、どれが想像のできごとかを、区別できなくなるときがあるのです。これと同じことが、心配ごとという形で、みなさんがホラー映画などと同様のものを心のなかで思い描くときにも起きるのです。みなさんはまるで、みなさんの恐怖が現実に起きているかのように反応してしまうのです。その結果が不安なのです。心配性のコントロールを身につけるときに重要な課題の1つが、破局化思考という形であらわれてくる、みなさんの心のなかにしかないこのホラー映画のようなものを、それと見分けることなのです。

エクササイズ▼　あなたの不安思考を見きわめよう

あなたの不安認知を見きわめるために、まず先週1週間、あなたが心配になったり、緊張したりしたときのことを振り返ってみましょう。あなたの心のなかではいったいどんなことが起きましたか？　あなたの想像のなかに、どんな情景が思い浮かびましたか？　どんな破局を予期していましたか？　これらの思考をノートに書き出してみましょう。できるだけ、細かく、具体的に。

よくあるタイプの認知のゆがみ

先ほど述べたように、認知療法の仮説とは、現実に差し迫った危険が存在しないにもかかわらず、人間が不安を覚えるのは、その人が、自分自身、他者、そして世界について、誤った解釈を行っているというものです。認知療法ではこの誤った解釈を、「認知のゆがみ」と呼びます。これらのゆがみは、典型的にある数種類の形式であらわれます。次からの節では、心配性によく見られる、認知のゆがみについて説明していきます。注意深く読んで、自分自身の思考を見つめてみてください。次にあげるうちのどれかにあてはまるのではないですか？　これらの思考のゆがみのうちのどれかが、心配性に襲われているときに、見られるのではないでしょうか？

✤危険の過大評価

心配性に悩む人々は、多くの場合、ネガティブな結果が起こるのでは、と過大評価、あるいは大げさに考えがちです。このゆがみにおいては、縁遠い、およそ起きそうもないネガティブなことが、いかにも起きそうに感じられてしまうのです。言いかえれば、破局の理屈上の可能性がその現実的な可能性と混同されてしまうのです。どんなことでも、起きうるといえば起きえます。しかしこの人々が心配する多くのことというのは、たとえばとんでもない珍しい病気で死に至ることであったり、他の人々から完全に排除されることであったりと、およそ現実には起きそうもないことであるのです。

次にあげるのは、危険の過大評価、そのいくつかの例です。たしかにそれぞれの場合で、破局的なことは、「ありえ」ます。しかしそこで自問してください。これらのことがらが起きる理屈上の可能性があるにせよ、それはどれくらい「現実」的でしょうか。

- **いちじるしく低い副作用・合併症の危険にもかかわらず、子どものごくふつうのワクチン接種を恐れる。**
- **充分に火が通った牛肉料理でさえも、それがＢＳＥやコレラを起こすのでは、と考える。**

・ほんの2、3分遅刻しただけで、解雇されるのではと考えてしまう。
・乗っているエレベーターに閉じこめられて、出られずに飢え死にするのでは、と考えてしまう。

✤ゆがんだ読心術(マインド・リーディング)

ご想像のように、特に、人とかかわるシチュエーションについて心配を抱える人々には、このゆがんだ読心術が、よく見られます。このゆがみは他人が何を考えているのかを推測してしまうことから構成されています。多くの場合、このゆがんだ読心術のもたらす推論は、自分についてほかの人々はネガティブに考えているはずだ、というものです。けれども、この推論にはまったくと言っていいほど、根拠がないのです。次にあげるのが、ゆがんだ読心術のいくつかの例です。

・このプレゼンがうまくいかなかったら、同僚たちは自分のことを完全なまぬけだと思うだろう。
・ほかの人々はみんないつも、自分と自分のふるまいをとやかく言っている。

・みんなが自分のことをみにくいと思っている。
・ほんとうに自分のことを知ったら、みんな自分のことを、気持ち悪いと思うだろう。

✤オール・オア・ナッシング思考

「オール・オア・ナッシング思考」、あるいは、「白か黒か思考」とは、ものごとをその両極端でしか見ない、ものの見方を指します。例えば、自分のプレゼンを「完璧」であるか、「最低」であるとしか、表現しなかったりするような傾向です。もっとバランスのとれた、合理的なものの見方をするかわりに、人生の微妙な濃淡を見すごしてしまって、さまざまな経験を「あれか、これか」という枠にはめこんでしまうのです。次にあげるのも、そんなオール・オア・ナッシング思考の例です。

・飛行機に乗るのは「危険」であると信じこんでいる。
・ある1つの業務を怠っただけで、自分を「無責任」である、と決めつけてしまう。
・求職中に、求人市場の状況が「最悪」であるとレッテル張りしてしまう。
・自分で設定したある1つの目標を達成できなかっただけで、自分のことを「できそこないと自嘲してしまう。

✣破局的思考

「破局的思考」とはある不快なできごとを、必要以上に意味づけて、思いを膨らませる思考です。アルバート・エリス *(Ellis and Harper 1975)* はこの思考をオウフライジング (awfulizing) と呼称しました。この思考においては、恐れていることのなりゆき、シナリオをものすごく恐ろしく、戦慄的、かつ自分にはとても耐え難いものとして見なしてしまいます。自分自身で、もし最悪の事態がおきたら自分は持ちこたえられない、と決めつけてしまうのです。

実際にネガティブなできごとが起きた場合でさえ、この破局的思考の影響下に置かれます。たとえば、病気にかかるのを心配しているある人は、がんなどのような重い病気にかかった人々が「絶え間ない恐怖の下で生きて」いるのだ、と言い張ります。もちろん、人間がそのような状況下で恐怖を感じるのはたしかですが、現実には、重い病を抱えた人々もまた、その状況に適応していくのであり、けっして絶え間ない恐怖の下で生きているわ

郵便はがき

料金受取人払郵便

河内郵便局
承　認

508

差出有効期間
2021年3月
20日まで

（期間後は
切手を
お貼り下さい）

578-8790

東大阪市川田3丁目1番27号

株式会社 創元社 通信販売係

創元社愛読者アンケート

今回お買いあげ
いただいた本

[ご感想]

本書を何でお知りになりましたか(新聞・雑誌名もお書きください)

1. 書店　2. 広告(　　　　　　　　　)　3. 書評(　　　　　　　　　)　4. Web

5. その他

◉この注文書にて最寄の書店へお申し込み下さい。

書籍注文書	書名	冊数

◉書店ご不便の場合は直接御送本も致します。

代金は書籍到着後、郵便局もしくはコンビニエンスストアにてお支払い下さい。（振込用紙同封）購入金額が3,000円未満の場合は、送料一律360円をご負担下さい。3,000円以上の場合は送料は無料です。

※購入金額が1万円以上になりますと代金引換宅急便となります。ご了承下さい。（下記に記入）

希望配達日時

【　　月　　日 午前・午後　14-16 ・ 16-18 ・ 18-20 ・ 20-21】

（投函からお手元に届くまで7日程かかります）

※購入金額が1万円未満の方で代金引換もしくは宅急便を希望される方はご連絡下さい。

通信販売係　Tel 072-966-4761　Fax 072-960-2392

Eメール tsuhan@sogensha.com

※ホームページでのご注文も承ります。

〈太枠内は必ずご記入下さい。（電話番号も必ずご記入下さい。）〉

お名前	フリガナ	歳
		男 ・ 女
ご住所	フリガナ 〒□□□-□□□□ E-mail: TEL　－　－	メルマガ会員募集中! お申込みはこちら

※ご記入いただいた個人情報につきましては、弊社からお客様へのご案内以外の用途には使用致しません。

けではありません。次に、破局的思考の例をいくつかあげておきます。

・自分が汗をかいていることを、誰かに知られるのがこわくてたまらない。
・失業したら、自分の人生はおしまいだ。
・もし病気になったら、もう何もこなせないだろう。
・交通渋滞にはまりこんだら、自分にはがまんができないだろう。

✜「～べきである」という言い方

「～べきである」という言い方は、人間にプレッシャーをかけ、あわてさせ、ストレスをも与えます。この表現には、必要以上に切迫した意味があり、この「べき」に従わなければ何かとんでもないことが待ち受けているかのような、幻想さえも生み出します。自分自身に向けた、「～べきである」という言い方は、しばしば、罪悪感の鍵ともいえる源になってしまいます。他人に向けて、この表現を用いれば、きっと怒りの感情さえまねきかねません。

このタイプの認知には、多くの場合、実はある1つの隠されたメッセージが潜んでいるのです。これらの指示に従えなければ、あなたはできそこないである、というメッセージです。アルバート・エリスは情動論理療法として知られている、彼のセラピーを確立するにあたって、「～べきである」という思考をとり去ることにとりくみました。次に挙げるのが、「～べきである」という言い方の例です。

・1週間に5回は運動するべきだ。
・家を完璧にきれいにしておくべきだ。
・絶対に怒ったりするべきではない。
・満点をとるべきだ。

✜「もし～たら」思考

「もし～たら」思考は諸刃《もろは》の剣《つるぎ》です。たしかに、この思考は創造性、発想力、発見する力をインスパイアしてくれます。「もし人類が月に降り立ったら？」という問いかけこそが、あの奇跡を生み出したのです。しかし、たとえば「何かほんとうにまずいことがおきたら」と自問自答してしまうとき、この問いかけは困った状態をも生み出してしまいます。そうなると、すばらしい将来への可能性、どころか、「もし〜たら」思考はきりのない、恐ろしい、とんでもない災難を次々思い浮かべさせてくるのです。次にそんな「もし〜たら」思考のいくつかの例をあげます。

・もし、私の娘が交通事故で死んでしまったら？
・もし、コンロを点《つ》けっぱなしにしていて、家が火事になったら？
・もし、パニック発作が起きて、大恥をかいたら？
・もし、税の申告に誤りがあって、逮捕されてしまったら？

✤メンタル・フィルタリング

「メンタル・フィルタリング」とはある状況のネガティブな面ばかりをとり上げて、それにばかりこだわることです。現実にはどんな状況でも、ポジティブな面もネガティブな面も、ともに複雑に入り組んでいるのです。ネガティブな面ばかりを見つめることは、気分をめいらせてしまいます。それに加えて、ネガティブな面のみを選《よ》りだして心の焦点をあてているとき、そのほかのもっとポジティブな面をみすみす見逃してしまっているのです。

ある状況において、そこでのリスクばかりを考えて、そこから得られる利益を無視してしまうとき、さまざまなタイプのメンタル・フィルタリングが生じてきます。たとえば、手術を前にしてその危険性ばかりを考え、手術による長期的な健康への利益を無視してしまうかもしれません。次に「メンタル・フィルタリング」のいくつかの例をあげます。

・最近報道された列車事故をもち出して、列車に乗るのを拒む。

・自分のプレゼン中にたったひとり居眠りをしている人がいるからと、ほかのみんながプレゼンに引きつけられている事実を見すごしてしまう。

・手料理でもてなしたディナーの最後に出したデザートのできが失敗だったといって、ほかの料理が好評を博していたことを見逃してしまう。

・パートナーが遅刻したときのことばかり思い出してしまって、そのパートナーが基本的には時間を守ってくれているという事実をわきに置いてしまう。

✤過剰な一般化

「過剰な一般化」とは、とてもかぎられた数少ないできごとから、あまりにも幅広い、一般的な推論を導き出してしまうことです。このタイプの思考についてのキーワードは、「いつも」とか「決して」などです。このような「絶対的」なことばを、必要以上に使ってしまうのです。次にあげるのはいくつかの過剰な一般化の例です。

・たった1通の断り状を受けとっただけで、もう職に就《つ》けない、と思いこんでしまう。

・たったひとりの人とのデートで振られただけで、もうパートナーを見つけられない、と信じこんでしまう。

・特に心配ごとが多かった1日をとり上げて、自分はもういつも、不安に苦しめられていると考えてしまう。

・たった1回の重要会議に遅刻しただけで、「自分はいつも遅刻ばかりだ」と自分だけで思いこんでしまう。

✤自分の問題処理能力への過少評価

不安を抱えた人々は、存在すらしない危険におびえているばかりでなく、ポジティブな面の存在をもみすみす見すごしてしまいがちです。つまり、自分自身が本来もっている問題処理能力です。今度、みなさんが心配性に襲われたときに、自分の思考をたどってみると、おそらく、その問題の難しさを過大評価し、かつ自分のその問題に対する問題処理能力を過少評価していることに気づくことでしょう。このダブル攻撃は不安感をあおり立てます。このタイプの思考の例を、次にあげます。

- **自分にはこなせない。**
- **自分には耐えられないだろう。**
- **この問題については自分は手が出せない。**
- **自分は無力だ。**

エクササイズ▼　自分の認知のゆがみを特定しよう

本章のここまでのエクササイズで、あなたがノートに書き留めてきた、自分の不安な思考の位置づけ、どんなできごとにおいて心配性に襲われるか、を振り返ってみましょう。次のチェックリストを使って、あなたの思考のなかの、認知のゆがみを絞りこみましょう。以下のなかで自分にあてはまるものをチェックしてください。

- **問題の過大評価**
- **ゆがんだ読心術**
- **オール・オア・ナッシング思考**
- **破局的思考**
- **「〜べきである」という言い方**
- **「もし〜たら」思考**
- **メンタル・フィルタリング**
- **過剰な一般化**
- **自分の問題処理能力への過少評価**

繰り返しますが、みなさんの不安な思考と、認知のゆがみを特定することは、みなさんが心配性をコントロールできるようになるための重要な鍵となるステップです。今度、不安を覚えたとき、自分の心のなかでいったい何が起こっているのか、耳を澄ませてください。迫り来る破局の思考とイメージが猛威をふるっているときこそが絶好のチャンスなのです。これらの思考とイメージは、あなたの不安を作り出し、こじらせるのに、広く重要な役割を果たしてしまっているのです。これらの問題に対する解決策、それは、より現実的な思考をもって、みなさんの思考にぶつけ、みなさんの認知を再調整することです。より現実的で合理的な思考で、みなさんの非現実的で、ゆがめられた思考をとりかえることによって、みなさんは、自分がどう感じるか、を変えることが「できる」のです。

思考を変える具体的テクニック

みなさんの心配性をコントロールするためには、その心配性に挑戦して、みなさんの不安を生み出す思考を変える、具体的なメソッドが必要です。つまり、それは未来についてより現実的に思考することであり、ネガティブなできごとが実際に起きる現実的な可能性をしっかり吟味することであり、そのようなできごとの影響についてのみなさんのものの見方をしっかり見直すことです。そして、たいがいの人は自分自身の問題処理能力を過小評価しがちですから、みなさんには、目の前の問題をこなす自分自身の能力について、より現実的なセンスを身につける必要もあります。

もうここまでで、不安を引きおこす思考のいくつか、そしてそれらに潜む認知のゆがみを割りだすことができているでしょう。今度は、これから説明するテクニックを用いて、みなさんのこれまでの思考に挑み、それらをより現実的で、合理的な思考にとりかえるのです。

✿破局的思考に打ち勝つ

みなさんが不安になるとき、みなさんの心は破局的な思考とイメージでいっぱいになってしまっています。この状態への1つの特効薬、それはみなさんの思考を「脱・破局化」させるために設定された、一連の問いかけを自分に投げかけてみることです。次にあげるのは、みなさんが破局的思考に打ち勝つ支えになってくれる、その問いかけのいくつかの例です。

・最悪のシナリオとはどんなものだろうか？

・その最悪のシナリオが現実になる可能性はどれほどのものだろうか？
・最悪の事態に対して、自分はどのように対処可能だろうか？
・少なくとも3つ、他のシナリオが考えられるとしたら、どのようなものになるだろうか？
・そのなかで、どれが一番現実的なシナリオだろうか？
・これまで、自分が最悪のシナリオを想定したとき、どの程度、それを的中させてきただろうか？

エクササイズ▼　自分の破局的思考に挑もう

毎日必ず、少なくとも1つ、自分の中の破局的思考を特定し、ノートに書き留めていきましょう。その思考に対応する不安のレベルを1～10に区分して、記録しましょう。先ほどの問いかけを自分に投げかけて、それに対する答えを、書き留めた破局的思考の下に書き加えるのです。答えを書き終えたら、今度は、もう1度、その思考に対応する自分の不安レベルを判断してみましょう。

✜根拠をたしかめよう

人間が不安になるとき、現実をたしかめることなく、自分のその思考が真実であるかのように受け止めてしまいがちです。根拠を確認することは、自分の思考に対する、健康的な懐疑主義を活性化します。つまり、不安な思考も、ほかの思考と同じように、きちんとした吟味を受けることができ、またそうしたほうがいいのです。それらを支えるしっかりとした根拠がない場合は、その思考には事実として受け止める価値はありません。次にあげる問いかけを用いて、みなさんの心配な思考を試し、それらがほんとうに真実なのか確認してみましょう。

・具体的には何が起こると、自分は予期しているのだろうか？
・この予期を支える事実とは何だろうか？
・この予期の根拠とは何だろうか？
・この予期に反する、根拠はないだろうか？　それはどんなものだろうか？

・予期とその反対、どちらの側がよりたしからしく思えるだろうか？
・いまはっきりしている事実にもとづいた場合、友人が自分と同じ状況にいたとして、自分はどのようなアドバイスをするだろうか？
・さしあたって今、自分に何ができるだろうか？

エクササイズ▼　根拠は何だろうか

先ほどの問いかけを使って、あなたのネガティブな予期に挑んでみましょう。心配性に悩む人は、ほんのかぎられた根拠、あるいはまったくそれさえもなしに、最悪の事態を推測してしまいがちです。事実にしっかり向き合うことは、この傾向をコントロールする助けになります。

一例をあげましょう。ジョーンは自分自身で、大事な試験に落第すると思いこんでいました。しかし、その思考の根拠をたしかめてみると、彼女は自分が一生懸命に勉強してきた事実、前回の試験ではいい成績だった事実、講義には皆勤していたという事実、わからないところがあるときはなんでも、先生に質問してきたという事実に、あらためて気がつきました。これらの証拠は、先ほどの自分は落第するに決まっているという推測に、大きな疑問を投げかけるもので、この確認の後、彼女はこのことについて、あまり心配しなくなりました。また彼女は、自分が、試験に悩む友人たちにアドバイスしてきたことを、自分自身にあてはめてみました。リラックスして、準備ができていることに自信をもって、夜しっかり寝て。あとはしっかりやるだけ！

✤損益分析

それがもたらすさまざまなトラブルにもかかわらず、心配性はやはり、ときによっては重要な役割をも果たしてくれています。きちんとコントロールされた心配性のもたらす利益とは、問題解決を助けてくれるという点です。しかし、ご存じのように、暴走する心配性はまったく非生産的です。次にあげる問いかけを用いて、心配性を顕微鏡を使ってのぞくように分析して、それがみなさんの役に立っているのかどうか判断しましょう。

・この件について心配することは、どのように自分を助けてくれるのだろうか？

・この件について心配することによる、副作用とは何だろうか？

・この評価にもとづいた場合、この件について心配することは、自分にとって有益なのだろうか、それとも有害なのだろうか？

エクササイズ▼　損益分析をしてみよう

１枚の紙の真ん中に線を引きましょう。左側には、それぞれ具体的なことがらについて、心配して損だったことを書きこみましょう。右側には、逆に、得をしたことを書きこんでいきましょう。両側のそれぞれの項目に、あなたにとってその損、その得がどれくらい意味があり、重要だったかにもとづいて、点数をつけていきます。その際、両側の全項目の総点数の合計が１００点になるように割り振ります。心身のトラブル、不眠、人間関係の

益	損
いつも時間通りである。 同僚から、時間を守ると信頼されている。	あわただしく、プレッシャーとストレスを感じる。 無謀な運転をしてしまう。 頭痛に悩んでいる。 同僚やパートナー、子どもたちにさえ、つっけんどんになってしまう。 交通渋滞などに過剰反応してしまう。 遅刻するとパニック状態になってしまう。 ほかの人が遅刻してくると、腹が立ってしまう。
点数	点数
15	85

問題なども考えに入れるのを忘れないでください。両側の全項目に点数をつけ終えたとき、さあ、右、左、どちらの点数の合計のほうが多かったでしょうか。損したことが得したことを上回っているでしょうか。それとも反対でしょうか。

40歳の会計士、エドワードの場合、自分が遅刻することをいつも心配ばかりしていました。エドワードは自分はもちろんほかのみんなも、きっかり時間を守るべきだ、と信じこんでいました。次にあげるのが、エドワードの「自分はいつも時間通りであるべきだ」という信念についての、損益分析表です。

このエクササイズの結果、エドワードの遅刻に対する心配は彼を助けるよりむしろ、傷つけていることが分かりました。また、彼は、自分が遅刻を恐れてパニックにおちいることなく、時間を守ることができることも自覚することができました。この自覚は、彼をこの心配性から解放し、理不尽なストレスを感じることなく、避けようがないトラブルを受け止める、自由をもたらしてくれました。

✤タイムマシーン

ロバート・リーシーは彼の著書「Cognitive Therapy Technique」(2003)において、タイムマシーン戦略を解説しています。その要点はこうです。愛する人を失うこと、あるいは職を失うことなどについて心配しているとき、みなさんはそのできごとの直後の結果にばかり、心の焦点を合わせてしまい、時間の経過につれてものごとがいかに大きく変わっていくかを見すごしている、ということです。少々古い決まり文句ですが、「時はすべてを癒《いや》す」、あるいはかつて、私が現場で耳にした「時はすべての傷を覆う」というような表現には、ある一定の真実が含まれています。みなさんにも、病や金銭的なトラブルなど、自分がかつて直面した問題や挫折を振り返ってみれば、お分かりいただけるでしょう。そのときの状況を今一度観察してみると、一番厳しかったのは、そのできごとの最初だったということも見えてくるでしょう。時が経つにつれ、みなさんもその問題によりよく対処できるようになっていったでしょう。これこそが、タイムマシーン・テクニックの鍵です。次に挙げる問いかけを用いることによって、みなさんは未来を見つめ、今恐れている破局が時のすぎゆくうちに、どのようにみなさんに影響を及ぼしていくのか、見通すことができるでしょう。

・もし恐れている結果が起きたとして、今から1ヵ月後、果たしてどのように感じているだろうか。半年後では？　1年後では？　5年後は？　10年後は？

・今から1ヵ月後、自分はこの問題にどのように対処しているのだろうか。半年後では？　1年後では？　5年後は？　10年後は？

エクササイズ▼　タイムマシーンに乗ってみよう

心配しているなかでも、最悪のシナリオ、たとえば仕事やパートナーの喪失を選んでください。紙に、先の問いかけの時間枠組みにそって、あなたのそのシナリオに対する、具体的な反応を思い浮かべて、書き留めてください。あなたはそのとき、どう感じているでしょうか。どうしているでしょうか？　どう対処しているでしょうか？　時とともに何が変わっているでしょうか？

たとえば、キャサリンはいつもいつも、両親の死について心配していました。心配性の典型にあるように、彼女はそのできごとが起きたときの、その直後の喪失の痛みにばかり、心の焦点を向けていました。彼女の状況に対する自分の視点を、タイムマシーン・テクニックを用いて、見直して、彼女は時間の経過とともに自分がどのように感じていき、対処していくのかを見つめるようになりました。この過程を経て、彼女は両親の死に対して、以前より破局的ではない視点、より現実的な立場から、向き合うようになりました。その喪失を耐え難い苦難と見なすよりも、むしろ、はじめは困難であっても、時がすぎゆくうちに、彼女も対処できるようになっていくものであると見なすようになったのです。

✤今を生きる

心配性はある皮肉な目的に役立ちます。恐ろしげな未来のシナリオを描き出すことによって、心配性は今現在、目の前にある平凡ではあれ、ずっと現実的な問題から気をまぎらわせることに役立ってくれるのです。今現在のみなさんの現実問題に心の焦点を向け直すことによって、みなさんが実践的な解決策を講じ、心配性のもたらすネガティブな結果を減退させることができるのです。次にあげるのは、みなさんが心配性に襲われたとき自問すべき、鍵となる問いかけです。

・自分のほんとうの悩みとは何だろうか?
・何か、今すぐ対処可能な、具体的な問題は存在していないだろうか?
・今日、事態を改善するためにできることは何だろうか?
・今現在の自分の問題を解決するためにとるべき行動とは、何だろうか?

エクササイズ▼　今現在に対処する

今度、みなさんが心配性に襲われたときには、これらの問いかけを投げかけてみることです。きっとみなさんが現在に踏みとどまり、心配性を減退するのに有効でしょう。いつか起きるかもしれないことではなく、今まさに起きていることに心の焦点を向けることは、みなさんの不安を弱めるのにあたっての決定的なステップです。みなさんの抱える問題への対処をリストアップしてきちんとそれらに対して行動することは、みなさんを建設的な行動、そして心配性への解決に導くのです。

第5章 反応のしかたを変えよう

ダイアンは外向的な28歳。彼女は心配性について、セラピーにやってきました。セラピー開始の時点で、彼女は2歳の息子をもつフルタイムの学生で、奨学ローンの使用額とささやかな銀行口座の帳尻を合わせようと苦労していました。驚くまでもなく、彼女はお金について心配していたのです。そしてお金について心配になると、いつも彼女は同じ行動をとってしまうのです。彼女は自分の家計簿を何度も何度も計算し直しては、空しくも、なんとか余分のお金をそこから捻出しようとしていたのです。

ジュリーは輝かしい経歴をもった働き者の34歳、理学療法士。彼女には愛する8歳の息子がいます。心配性についてのセラピーで、彼女は涙ながらに自分の恐れを訴えました。彼女はこう言いました。「眠っている間に息子が死んでしまうんじゃないか、心配でたまらないんです。朝、息子を起こしていくと、死んでいるんじゃないかって思うと、ほんとうに恐ろしくなるんです」。ご想像のように、この心配性のせいで、ジュリーはほとんど眠れなくなってしまいました。夜な夜な、彼女は寝床でいてもたってもいられませんでした。彼女の心は、寝床の中で死んでしまう息子という思考で、いっぱいになってしまっていたのです。そんな心配が頂点になるとき、どう行動するか、彼女はこう語りました。「息子が死んでしまうんじゃないかと心配になると、いつでも息子の方に行って、彼がちゃんと生きているの確かめるんです。息子が息をしているのを見るだけで、ほんのしばらくはリラックスできるんです」

ダイアンとジュリーの心配性に対する反応、家計簿を何度も何度も計算し直す、眠っている子どもを何度も何度もチェックする…これらは「心配行動」*(Brown, O'Leary, and Barlow 2001)* と呼称されているものです。本章第5章では、このタイプの反応がいかに強い悪影響を心配性に対して及ぼすかを、解説します。そしてみなさんに、このタイプの反応を変えることが、どれほどみなさんの心配性をコントロールするうえで役立つかを説明します。

心配行動とは何か？

心配行動とは心配性に対する反応としてとられる、不安を軽減する行動です。心配行動と現実的問題解決を区別しているのは、心配行動は、現実のできごとの結果に対してまったく現実的な影響力をもち得ない、という事実です。この違いを見分ける鍵はその行動の目指す目的にあります。それは実際にみなさんが直面する問題に向き合っているでしょうか？　それとも、それはただ、みなさんをいったん「らくな感じ」にするだけでしょうか？

ダイアンは自分の心配性に、繰り返し家計簿の帳尻を合わせることで反応しました。ジュリーは自分が抱えた恐怖に、何度も何度も彼女の息子の生存を確認することで反応しました。これらの行動は、一時的には、彼女たちの不安を緩和したかもしれませんが、本質的な結果はまったく変えようがありません。ダイアンが家計簿を繰り返しチェックしているうちに、そのお金が増えると言うことはあり得ません。そしてジュリーの息子もまた、彼の母がいつもチェックしているおかげで、夜、生きのびているというわけがありません。

ある古いジョークが、この心配に対する不適応行動の本質を捉えています。こんな小咄《こばなし》です。ある男がとある村を訪れました。そして、日の出とともに、高らかに鳴り響くトランペットの音で目を覚ましました。彼は寝床から出て、村を歩きまわり、とうとうトランペット吹きを見つけました。

「失礼。ところで、あなたはいったい何をされておられるのですかな」まだ眠いのに起こされた、旅人はこうたずねました。

トランペット吹きは気合いの入った声で答えました。「象を村から追い払っているのです。客人！」

少し戸惑ってしまって、旅人は、礼儀正しく、この村の近辺には象などいないということを指摘しました。

トランペットを抱えた男は、誇り高く微笑み、こう答えました。

「その通りです、客人！」

このジョークにたとえるならば、心配行動とは、トランペットを吹くことです。もちろん、その音楽は象を村に近づけないことには、なんの影響も及ぼしません。しかし、毎朝、トランペットを吹くことによって、トランペット吹きは暴れ象の襲来の可能性への不安が和らぐのを感じているのです。これこそが、心配行動の本質です。それらは現実には何もなしえませんが、何かをしたような気にはさせてくれるのです。

✤どのように心配行動は機能するのか

みなさんはなぜ、人がこんな行動をしてしまうのか、不思議に思われることでしょう。なぜ、ダイアンは家計簿にこだわるのか。なぜジュリーが何度も何度も、彼女の息子をチェックするのか。ことのなりゆきには、彼女たちのそんな行動など実際には何の影響もおよぼさないのに。実はいくつかの理由はあるのです。第1の理由、それはこのような心配行動は一時的に不安を軽くしてくれるということです。つまり、これらの行動を完了すると、不安感が軽くなるのです。しかし、問題は、心配性は結局は、避けようもなくぶり返すということです。そして、心配性がぶり返すと、また同じ心配行動に追われることになってしまいます。結果は悪循環です。というのは、これらの行動は問題そのものを解決などしませんし、心配性を取り去る効果もありませんので、心配性に襲われるたびに、これらの行動を繰り返すはめになってしまうのです。

また、心配行動はみなさんに、みなさんのその心配行動こそが恐れている破局をふせいでいるのである、という確信をもたせてしまいます。これでは水かけ論です。ジュリーの場合で考えてみましょう。1晩に何回も、彼女は息子をチェックします。そして毎朝、彼はにっこり笑って朝食の食卓にあらわれます。つまるところ、彼女はこう結論づけてしまいます。彼女のチェックこそが息子を守っているんだ、と。しかしほんとうは、なぜ彼は生き続けているのでしょうか。彼女の欠かさぬチェックのおかげでしょうか？　それとも彼女の、息子が就寝中に死んでしまうんじゃないかという恐怖は、まったくもってありえないことではないでしょうか？

これらの心配行動を続けさせる第2の理由、それは「もし、そうしなかったら」どういう結果を招いてしまうかという予期です。たとえば、次のような想像をしてみてください。みなさんは先史時代で、洞窟で生活しています。記憶しているかぎり遠い昔から、みなさんは晩餐のあと、輪になって歌うことになっています。成長するにつれて、みなさんは、この歌の儀式が翌朝、太陽を昇らせる支えとなっていることを学びます。確かに太陽が昇るかどうかは致命的な問題です。もし昇らなかったとしたら、その結果はまさしく破局です。それに、歌の儀式はきちんと機能しているようにみなさんには思えます。毎晩、みなさんは歌います。そして、翌日の日の出を支えるのです。みなさんはこの儀式を取りやめる、最初のひとりになれますか？　もし太陽が翌日、昇らなかったら？　その責任を自分ひとりで背負う気になれますか？　このように、心配行動の停止のもたらす結果への恐怖こそが、みなさんが心配性に襲われるたびに、それらを繰り返させてしまうのです。

心配行動の一般的なタイプの数々

何年にもわたる現場での経験から、私たちは数かぎりない心配行動が存在すると確信しています。しかし、さまざまな心配行動も、ふつうはいくつかの枠に納めて区分することができます。そのなかで、もっとも一般的なのはジンクス、確認、反復、過剰な準備、過剰な倫理観、保証の追求、回避…などです。

ジンクス　これらの心配行動は恐れている結果の軽減、または防止を目指します。これらの行動によって、自分自身で自分が直面している危険を軽減したり、除去したりしていると確信していくのです。しかし、現実には、これらの行動には、心配しているできごとが起こるかどうかに、何ら影響を及ぼす力は存在しません。たとえば、30歳の経営アシスタント、サラは仕事でたびたび出張します。出張するときはいつも、彼女は黒いものはなんでも、身にまとうのを拒み、決してホテルの13階の部屋には宿泊しません。サラはこれらの行動が両方とも、彼女を出張中の死から守ってくれている、と信じこんでいます。心配行動の本質として、これらの行動はサラの気持ちをらくにしてくれますが、実のところは現実の彼女の安全には何のかかわりもないのです。

確認（行動）　その名の通り、このタイプの心配行動は不安を鎮めるために、繰り返し確認することにかかわっています。37歳で2人の幼い子どもを持つ、会計士、ジェフは彼が抱えこんでいる、一酸化炭素中毒への恐怖が襲ってくると、心配行動として、どんなときでも確認することに頼っています。彼は、この恐怖に対応するのにあたって、家にいくつも備えつけた一酸化炭素探知機がちゃんと作動しているかどうか、1日に何度も確認しているのです。

反復　これは心配性への対応として、同じことを何度も何度も繰り返すことです。つまり、何度も同じことを繰り返し口にしたり、ある行為を何度も繰り返すことを指します。たとえば、経験豊かな裁判法律家のダンは、会話のなかでうっかり誰かに誤解を与えることを、心配しています。彼は誤った情報、まちがった道順や誤った電話番号などを相手に伝えることを恐れています。ダンはこの心配性に対応するために、会話のあいだじゅう、繰り返し相手にまちがったことを伝えていないかどうか自分自身でたしかめています。

過剰な準備　この心配行動のよい例は、慢性的な心配性に悩んでいる大学教授、ダグの行動です。ダグが一番恐れているのは、準備不足の状態で講義に臨むことなのです。彼は、学生が彼には答えられない質問をするのを心配しているのです。彼の心のなかでは、もしそういうことが起きると彼のクラス中の学生は彼を能力不足と見なすようになり、彼のひどい不手際のうわさは山火事のように学部中に広まり、失職という憂き目にいたる、ということになるのです。毎日、彼はその週の講義のために何時間もかけて準備しています。彼の受けもつ講義当日は、この過剰な準備はとんでもない域に達します。その日、彼はたった1時間の講義のために、8時間を準備に費やすのです！　ほかの過剰な準備の例としては、みなさんが来客を迎えるために、家をぴかぴかに磨きあげたり、ある1つの試験のために過剰に勉強すること、調子が悪くなったときのためにと市販の医薬品を携行すること…などがあげられます。

過剰な倫理観　この心配行動は他人を攻撃することを回避するため、あるいは倫理的な規則を破ることを避けるために、極端な行動に出ることからなりたっています。4人の子どもたちの母親、ソフィーの例を見てみましょう。彼女の心配の中心は、なにか「まちがった」ことや「反倫理的」なことをして、他の人々を傷つけてしまうことです。この恐怖に対応するのに、ソフィーはポジティブな道徳的理想と倫理を極端につきつめてしまいます。セラピーのなかで、彼女は自動車を1時間もとばして、ちょっとした買い物のときに小銭を貸してくれた、ある友人にお返しに行ったときのことを語りました。みなさんもこれと似たタイプ、つまり、もしみなさんがいつも「正しい」行動をとらなければ、人から自分が見下されたり、軽く見なされているというタイプの心配性を抱えていたら、みなさんも自分の行動にこれと似た点があることに気づくかもしれません。

保証の追求　保証の追求、その本質はすべての疑わしいものを抹消しようとするところにあります。友人や家族にその保証を求めるかもしれません。医師などの専門家から保証を得ようとするかもしれません。あるいは、強迫的にインターネットや書物、その他の情報源を検索しまくるかもしれません。しかし、どのような形をとるにせよ、追求しているゴールとは、みなさんの抱える恐怖が決して実現しないという保証を見出すことなのです。たとえば、成功した金融アナリストのキースはたえずいつも自分の健康について心配していました。新たなちょっとした痛みや、奇妙なうずきを感じると、彼はインターネットにかかりきりになって、自分がまだ健康であることの保証を見出そうとしました。あるときには、彼は何時間も検索をつづけてやっと、その痛みのたぐいは何でもなく、自分が健康であるという保証を見出すことができました。しかし、また別のときには、彼はまた不安を感じて、自分で保証を見出すため、いくつもの検査を受けようと、医師のところにかけこんでしまうのでした。残念なことに、健康であるというお墨付きを得ることによるやすらぎは、いつも長持ちはしませんでした。何か新たな痛みを感じるたびに、キースはまた、完全な確証を求めて、再び検索にとりかかっていたのです。

回避 回避は慢性的な不安と心配性の鍵になる行動です。回避の根底にある信念は、自分の恐怖から身を離していさえすればその恐怖は実現しない、というものです。たとえば私たちの現場であったひとり、ベンは40歳の活発な専門家です。彼の人生最大のゴール、その1つが結婚して家庭を築くことです。残念なことに、彼の最大の恐怖、その1つは、自分は不幸な結婚にはまりこむのではないか、というものです。この恐怖の結果、彼はデートをできるかぎり避けています。それに誰かとデートするときも、一緒にいる彼女の、なにかちょっとしたまずい点がすぐ気になって、より親密になる前に、関係を止めてしまいます。このようにして、彼はまずい関係のリスクを回避しているのです。もちろん、彼のこの回避行動には、ネガティブな結果もともないます。ものごとを安全にすませようとするあまり、彼は自分自身を自分の夢の実現からも、幸せな結婚と家庭生活の喜びからも、遠ざけてしまっているのです。

エクササイズ▼　あなたの心配行動をはっきりさせましょう

今度は、あなたが自分の心配行動を割り出す番です。今度、あなたが心配に襲われたとき、自分がどう行動するか、よく注意してみましょう。先ほどあげた行動のどれかのようなふるまいをしていませんか？　その行動はどんなものでしたか？　それらの行動をノートにリストアップしてください。あなたの心配への反応を変えるとき、これらにじっくり心の焦点を合わせることになるでしょう。

心配行動を打ち消す

心配行動を打ち消すことが悩みの改善に役立つという考えは、1966年にさかのぼります。そのころ、心理学者ビクター・マイヤー（Victor Meyer）は強迫性障害（ＯＣＤ*）に悩む人々のために、イングランドの病院で勤務していました。そのころＯＣＤはだいたいが治療困難であると見なされていました。マイヤーの病院では、彼の受け持っていた患者たちは、ＯＣＤによくある形式の、汚れに対する強迫的な恐怖にさいなまされていました。これらの恐怖に反応して、この患者たちは1日に何百回も手を洗い、残りの何時間もの間、シャワーを浴びていました。当時、この症例に対する治療法の選択肢はかぎられたものでしかなく、マイヤーは大胆な方法に打って出ることにしました。彼は病院の水道を閉じてしまうことによって、この患者たちを「儀式」から引き離したのです。マイヤーのこの介入によって、突然、この患者たちは身体のどこも洗うことができなくされたのです。しかし驚くべきことに、当初の不安の増大の後は、これらの患者たちの多くは、めざましく改善したのです。現実に彼らの多くは何年も悩まされてきた、この症状から解放されたのです（*Meyer 1966*）。

マイヤーのこの治療的介入の成果は、エドナ・フォウアー（Edna Foa）（*Foa and Franklin 2001*）など、当時の先端にいた研究者たちを勇気づけ、ゲイル・スティケッティー（Gail

Steketee）*（1993）*は彼のこの方法を用いて、さらに発展させ、現在、暴露反応妨害療法*（exposure and response prevention therapy:ERP）*と呼称されているセラピーを打ち立てました。この形式の認知行動療法はＯＣＤに対して第一に選択されるものとなっています。ＥＲＰの支える理論はシンプルなものです。「エクスポージャ」とはみなさんが自分の抱える恐怖と向き合うことを指し、「反応妨害（response prevention）」とは手洗いや確認など、その恐怖を（一時的に）軽減する一切の行動を排除することを意味します。

心配行動をとる人々と強迫行動をとる人々のあいだには多くの類似点があり、最近では研究者と治療者たちは、反応妨害を心配性の治療に適用しはじめています*（Brown, O'Leary, and Barlow 2001）*。基本的なコンセプトはＯＣＤの場合と同じです。心配に直面したとき、それに対して反応するのを止めるのです。マイヤーの患者たちと同じように、きっとみなさんも最初は不安が増すでしょう。しかし、時間の経過とともに、その不安感は減退していき、心配性をよりよくコントロールすることができるようになるでしょう。

＊obsessive-compulsive disorder

心配行動を取り去ることの損益

反応妨害を用いて、みなさんの心配行動を取り去ることには、とても大きな利益があります。しかし、この戦略には一方で、いくつかのコストもあります。みなさんが心配行動の除去にかかわる前に、その損得をしっかり見きわめておくことは大切です。心配行動除去にともないコストには大別して、次の2つのカテゴリーがあげられます。

1. 一時的な不安の増大。

2. みなさんの恐れていることが現実化するリスクがより増大するように感じられる。

ご覧のように、これらのリスクは短期的に、不快な形をとってあらわれます。それに対して心配行動を取り除くことで手にする利益には、長期にわたる、心配性の軽減もが含まれています。次にあげるのは、心配行動を終結させた場合の、いくつかの典型的な利益です。

- **長期間にわたる、不安と心配性の軽減。**
- **自分の心配性に対する、より強いコントロール感覚。**

・多くの時間を費やしてきたこれら心配行動からの解放。
・人間関係の改善。
・自分の恐怖が実現しないのは、心配行動のおかげではなく、その恐怖そのものが現実にはほとんどありえないからであるという気づき。

エクササイズ▼　損益計算をしてみよう

あなたの心配行動を除去することを決断する前に、その損益計算をしてみましょう。ノートのページの真ん中に縦線を1本引いてください。今度心配性に襲われたときに、片方にあなたのしつこい心配行動のもたらす利益をリストアップしてください。反対側にコストをリストアップしてください。さあ。それぞれの欄を眺めて、どちらのほうが多いですか？　コストのほうが多いでしょうか。それとも逆でしょうか。心配行動をそのままにしておくことがあなたにより多くの利益をもたらすでしょうか、それとも除去することによる利益のほうが大きいでしょうか。

✤反応のしかたを変えよう

みなさんが、心配行動を除去するために、反応妨害を用いる決断をしたとしましょう。それはほんとうにみなさんの助けになるでしょうか。あの、本章のはじめに登場した、息子が眠っている間に死んでしまうのでないかと心配でたまらなかった理学療法士のジュリーのことを覚えていますか？　彼女はその恐怖に、このステップだけを使って打ち勝ちました。夜中に心配性に襲われたときには、それまでのように息子をチェックしに行くかわりに、彼女は自分のベッドにとどまりました。彼女は勇気をふり絞って、起きあがって息子をチェックしに行くことを自分に禁止したのです。最初の夜は、それはたいへんに困難なとりくみでした。彼女は文字通り、恐怖に鷲づかみにされた状態でベッドに横たわっていました。死んでしまう我が子、という思考が彼女の心の中で渦巻きました。しかし、彼女は踏ん張りつづけて、息子のチェックをしなかったのです。次の夜も同じようにすごしましたが、彼女は自分の心配がより減退しはじめたのに気づきました。こうして、1週間で彼女は、息子が生まれてこのかた8年間ものあいだ彼女にとりついていた恐怖に、ただ真夜中に息子をチェックしに行くのを止めただけで打ち勝ったのです。

この例でもわかるように、このステップには一定のリスクがともないます。その最たるものは、みなさんの恐怖が現実化するかもしれない、というリスクです。これは現実にはほとんどありえません。ジュリーの息子は彼が健康で安全な環境に暮らしているから生き続けているのであり、また、一般に子どもが突然、特定の理由なしに就寝中に死んでしまうということは極めて特異なことだけに、生き続けているとも言えます。同じように、みなさんが心配しているほとんどのことは、これまで現実にはあまり起きてはいません。というのは、それらの多くはまれなできことであるからです。決してみなさんの心配行動のおかげで、それらが現実化していない、ということはありえません。それでも、きっとみなさんは心配性に襲われてなおこれらの心配行動を止めることをリスキーに「感じて」はしまうでしょう。しかし心配行動の除去によってのみ、みなさんは自分自身でそれら心配行動がまったくむだなものであることに気づき、確信することができるのです。

2つめのリスクは、これらの心配行動を拒むことによって、みなさんは一時的な不安感の増大に悩まされるであろうということです。心配性に悩む多くの人々は、不安感の過剰な増大が、心理的なノックダウン、なんらかの心理的トラブルなど、破局的な結果をもたらすのではないか、と恐れる傾向があります。私たちの現場でも、いく人かの方々は、不安がどんどん増大していくと、いつか自分がどこかの施設で暮らすはめになるのではないか、という恐れを語ってくれました。これはとても一般的な恐怖ではありますが、どんなに強い不安でも、そんな状態を招くことはありえません。

心配行動の除去による、3つめのリスクとしては、みなさんの暮らしにほんの少し、不確実性を感じるリスクが入りこむことをあげておきます。心配行動は、確実性の、あくまで幻想をもたらしてくれるのですから。心配行動を完了することによって、みなさんはものごとの結果をコントロールしたつもりになれるのです。これらを除去してしまったとき、あらためて見つめる人生は、より不確実で、コントロールしきれないものに見えるでしょう。でもほんとうにそうでしょうか？　というより、これまでもみなさんの人生は、実際は不確実性とともにあったのではないでしょうか？

エクササイズ▼　あなたの心配行動を除去しよう

今度は、あなたがこのステップにとりくむ番です。今度、心配性に襲われたら、それに対して、決して何も「しない」でください！　きっと不安感はどんどん高まるでしょう。勇気をもって、負けないで！　そのうちにあなたの不安は鎮まり、気分もらくになるでしょう。ここまでたどり着いたら、自分自身をほめてあげてください。あなたは、心配性に打ち勝つために、重要なステップを踏みしめているのですから。

✤もしトラブルが起きたら

心配行動を除去することは単純なように思えるかもしれませんが、とてもたいへんな作業でもあります。次に、みなさんがその実行中にトラブルに直面したときのヒントをあげておきます。

・心配行動はとにかく全て、除去してください。あるものは除去し、ほかのものは手つかず

にするというのでは、心配性に対してあまり効果が上がりません。

・ある心配行動を除去するとき、決して新しい心配行動で置き換えたりはしないでください。つまり、その新たな行動がせっかく除去した心配行動と同じ役割を果たしはじめてしまうからです。たとえば、さきほどのジュリーが息子をチェックしに行くかわりに、息子の枕元にモニターを設置して、彼女がベッドの中でも息子の寝息を聞くことができるように対応してしまったら、彼女がほんとうに自分の恐怖に打ち勝ったとはとても言えません。

・いつ、どんな場所、状況においても心配行動を除去してください。いったん心配行動なしでやっていくことを決めたら、完全にやりぬくのです。中途半端な姿勢で、この心配行動に手を出すと事態をこじらせかねません。

・自分の行動を懐疑的な目で見つめてください。心配行動とは、ほんのささいなことでもありうるのです。もしある心配行動を除去したとき、不安感の増大を感じなかったとしたら要注意です。何かを見逃してしまっている可能性があります。注意深く見直してください。何かを見すごしていませんか。もしそうなら、それもきちんと除去しましょう。

心配行動の代わりになるべきもの

心配行動はたいへんな時間の浪費でもあり得ます。いったんこれらの心配行動を除去したら、自由時間が目に見えて増えるのですが、この自由時間がまた、新たな心配のたねになりかねません。すばらしいことに、この問題にはある解決策があります。つまり、何かの活動をスケジュールに組みこむのです。

活動のスケジューリングとは、意図的に自由時間を埋めるために活動を計画することです。スケジュール可能な活動には大きく分けて、2つのタイプがあります。娯楽にかかわる活動と、自分を高める活動です(*Burns 1999a*)。娯楽にかかわる活動とは、文字通り、みなさんが楽しめ、喜びを得ることができる活動です。次にいくつかの例をあげます。

・買い物。　・読書。

・映画館、コンサート、スポーツの試合、ショーなどを観に行く。

・友人と昼食をともにする。　・音楽を聴く。

自分を高める活動とは、必ずしも楽しくはなくても、そのかわり満足感や達成感を与えてくれる活動です。いくつかの例をあげておきます。

・請求書を処理する。　・掃除をする。
・車を修理する。　・自分の履歴書に手を入れる。
・運動する。

エクササイズ▼　娯楽活動と自分を高めてくれる活動をリストアップしよう

ノートのページの真ん中に縦線を1本引いてください。一方の上には「娯楽」、もう一方には「自分を高める」と書いてください。娯楽の側には、楽しい活動をリストアップしてください。今したいことでもいいですし、かつて好きだったことでもいいでしょう。そして前々からやりたいな、と思ってはいたけれども、やったことのない活動もリストに入れましょう。たとえば絵を習う、とか。この場合、1度もやったことがなくても「絵画」をリストにいれてかまいません。「自分を高める」側には、完了したときに達成感が得られるような仕事や活動をリストアップしてください。書き忘れているものはありませんか？たとえば、医者に行くこととか、もらった電話の返信をするとかも、この欄に入れるべきでしょう。

エクササイズ▼　娯楽活動と自分を高めてくれる活動を予定に入れましょう

娯楽活動と自分を高めてくれる活動をリストアップしたら、こんどは毎日のスケジュールを書き出していって、そこにこれらの活動をはめこみましょう。よく心配性に襲われたり、心配行動をしてしまいがちな時間帯に注意してください。それらの時間帯の活動を予定すること自体、そしてそのスケジュールをこなすことも、あなたの楽しみを増し、自分が高まった感覚をもたらしてくれます。

第6章　不確実性を受け入れよう

本書で説明する解決法の多くは、心配性の軽減のために設定された、明晰で具体的なステップから成り立っています。本章は少しちがいます。直接心配性に対抗する、明快な行動をアドバイスするかわりに、本章では、みなさんに心配性の根底にある要素、不確実性についての自分の考え方を見直して、調整することを提案します。まず、この不確実性が心配性とのかかわりにおいて果たしてしまう役割を解説し、そして、この不確実性に対するみなさんの耐性欠如が、心配性の根底にあることを説明します。また、不確実性に対する耐性欠如とかかわり、間接的に心配性を支えてこじらせてしまう、鍵となる要因について論じます。そして、それらの要因に対抗して、みなさんが不確実性を受け入れ、人生の中での心配の総量を軽減するためのテクニックを説明いたします。

不確実性とは何だろうか

「不確実性」、このことばはいったいどういう意味をもつのでしょうか。不確実性とは、なにごとかに対する結果がわからないという状態を指します。考えてみれば、これは人生のたいがいのものごとにあてはまります。実際、日々出くわすどんなことも不確実でしかありません。小さな例をあげれば、食べることだってそうなのです。次の1口で自分が絶対に窒息しない、とはたして言い切れるでしょうか？　本当に「前もってわかって」いますか？　もちろん、わかっているわけなどありません。それでも、食べることはできる。次にシャワーを浴びるときに、滑って転んで頭をぶつけることなどありえない、と言い切れますか？　もちろん無理です。でも、シャワーは浴びることができます。明日の朝、目が覚めたとき、重力がちゃんといつも通り存在していてくれる、そう言い切れますか？　なんの確証も実はありません。でもみなさんは宇宙服ももたずに、毎朝家から出発します。

不確実性とともに暮らすことは、私たちが生きる人生の一瞬一瞬ごとに存在している、一種の基礎です。

ですから、不確実性そのものは、心配性の中心においても、何ら問題ではありません。それが問題になるのは、みなさんが、たとえば健康や人間関係、仕事など、特定の領域を選んでしまい、そこにおいて、（本来ありえない）確実性を「要求」してしまうことによります。みなさんはことのなりゆきをきちんと把握せねばならないと感じてしまいます。問題は、それが根本的に不可能であるということです。だれも魔法の水晶玉などもってはいないのです。失職するかもしれない？　たしかにそれは（理屈のうえでは）ありえます。何らかの特異な病で死んでしまうかもしれない？（理屈のうえでは）それもあり、です。これらの理屈の上の可能性とうまくつきあいながら、日々暮らしている分には、不確実性そのものは何の問題でもありません。それでは、いったい不確実性の何が、心配性を導いてしまうというのでしょうか？

心配性と不確実性に対する耐性欠如

心配性において不確実性の果たしてしまう役割について調べていた研究者たちは、心配性の核心（コア）要素として、「不確実性に対する耐性欠如」を見出しました。また彼らによれば、この耐性欠如こそが、心配性を引きおこすことになるリスク要因でありうる、というのです。不確実性に対する耐性欠如とはいったいどんなことでしょうか？　それは次のように定義することが可能です。つまり、感情・認知・行動レベルにおいて、不確実な状況やできごとに対して、ネガティブに反応する傾向です *(Dugas, Buhr, and Ladouceur 2004)*。たとえば、デュガと彼の同僚たちは、強度の、不確実性に対する耐性欠如は、あいまいな状況に対する、より強い懸念を導き出し、結果として心配性を抱えた人々は、これらの不確実な状況に対してより恐ろしい解釈を加えてしまう、と解説しています *(Dugas et al. 2005)*。

この研究グループはまた、驚くべきことに、あるタイプの人々は、不確実性よりもむしろ、ネガティブな結果をあらかじめ知っておくことを好むという事実も見出しました。信じがたいかもしれませんが、たしかに私たちも現場で、これと同じ現象に出会ってきました。ある人などは、自分の健康に関するとある治療法について、その有効性がわからないままであるよりも、明日死んでしまったほうがましだ、とまで言い切ったのです。これらの確実性の必要性への強固な信念は、私たちが現場で接する、心配性に悩む人々に強く見られるものです。もし明日、晩餐会の途中で停電に見舞われたら？　現実的な可能性は低いのですが、しかしそれが起こり「える」という懸念はなおつきまといます。いま家計の状態は良好ですが、もし、職を失ってしまったら？　なんとかはなるでしょうが、それもまた変わってしまう「かもしれ」ません。

心配性に悩み、また確実性を求める人々は一般に、現在、不確実である結果とは、きっと悪いものにしかならないと推測しがちです。これらの人々にとってはまるで、人生には未知であってもポジティブなサプライズというものが存在しないかのようなのです。たとえばある方は、愛犬の精密組織検査の結果を待つあいだ、ひどく不安になっていました。もちろん、待っている間は、その結果はわかりません。その方は、検査結果が悪いものである、ということに完全に確信していました。まるで、その可能性のみしか存在しないかのように。言いかえれば、その方は愛犬が死にいたる病にかかっていることを「確信」していたのです。ところが、良好な検査結果が判明すると、かえってその方は困惑しているようでした。そのような結果は、まるで、その方が想定していた選択肢のなかには存在していなかったようなのでした。

その本質において、心配性の人々は不確実性をネガティブであるとみなし、どんな代償を払ってでも避けるべき何かである、と考えます。問題は、ここまで論じてきたように、不確実性というのは広くあまねく、そこら中に存在しているものだ、ということです。ふつうの生活の一部でしかないものを、いったいどうやって回避しうるというのでしょうか？

ほんとうに、不確実性は悪、なのか？

ここにいたっても、みなさんは不確実性が「悪である」、何か耐えられようもないものである、と考えているかもしれません。また、どんな場合であれ、確実性を追求することこそ、常に正しいと考えているかもしれません。しかし、それは事態の真相ではありません。私たちの現場の、ダナという女性は、この確実性がもたらした問題についてある実話を語ってくれました。彼女が小さかったころのあるクリスマス・イヴの話です。彼女と彼女のお姉さんは両親のクローゼットにもぐりこんで、彼女たちのために隠されていた贈り物を見つけてしまいました。彼女たちは注意深く包装を解いて、その中身を確認してしまうと、また包装し直して、もとに戻しておきました。クリスマスの朝、彼女たちは包みを開けるまでもなく、贈り物が何なのか、知ってしまっていました。その朝、ダナが感じていたのは、罪悪感と悲しさだけだったのです。両親の信頼を裏切ってしまったことへの罪悪感と、何のサプライズもないクリスマスへの悲しさです。

もし、みなさんがみなさんの人生でこれから起きるポジティブなことすべてをあらかじめ知ってしまったら、と想像してみてください。もしそんなことになってしまったら、何か大きな豊かさと喜びが失われてしまうのではないでしょうか？　もしみなさんが自分の人生でこれから起きるネガティブなことすべてをあらかじめ知ってしまったら、というふうにも想像してみてください。とても味気ないものになってしまいませんか？　最終的には失恋することになるのがあらかじめわかっていて、初恋の人とデートする気になりましたか？　決してあたらないとわかっていて、ロトくじをスクラッチする気になりますか？　地元のフットボール・チームが、その試合の最後のゴールをしくじって負ける、とあらかじめわかっていて、なお盛り上がれますか？

不確実性、つまり、わから「ない」ということのスリルこそが、私たちを人生に惹きつけ、ときめき、興奮、喜び、驚きを感じることを可能にしてくれるのです。すべてを知りつくそうという、欲求を断念したとき、人生は揺れ動くもの、そう、ほんの少しリスキーなものになります。しかし、いくらかの不確実性なしには、人生は単調で退屈なものになってしまうのです。まさに、開ける前からその中身を知ってしまっている贈り物のように。不確実性のない人生には、楽しいサプライズの可能性もなく、ネガティブな結果をあらかじめ知りつくしていたら、リスクを冒して何かをしようという気力さえもなくなってしまうのです。

不確実性に対する耐性欠如にどう対処するか

私たちがすることすべてに、不確実性がかかわってくる以上、めざすべきゴールとは、不確実性を除去することではなく、それをしっかり認識して、人生の避けられない一面として受け止めることです。不確実な状況を除去することは不可能ですが、それに上手に対処していく戦略を考えだすことは可能です。いろいろな研究によれば、本書で解説してきたような認知行動的な介入は、不確実性に対する耐性を高め、心配性を弱めるのに効果があることがわかっています（*Ladouceur, Dugas, et al. 2000*）。そして不確実性に対する耐性欠如にうまく狙いを定めるときこそ、それと相互に関連し心配性をこじらせている、次にあげる要素と向き合うときなのです。

- **心配性に対する、誤ったポジティブな（評価の）信念**
- **認知的回避**
- **問題のネガティブな方向づけ**

次に、不確実性と関連するこれらの要素に対処していくためのテクニックを解説していきます。また、どのタイプの心配性に、どのタイプの戦略がもっとも有効かも説明していきます。

✤心配性のタイプを特定しよう

前に論じたように、実は心配性、いくつかのタイプの心配性は、有意義な機能も果たしています。生産的な心配性は決断を下すのに役立ち、生活に変化をもたらし、業務や状況に応じてよりよい備えともなります。ただ残念なことに、私たちの心配性、その多くには（ネガティブな）未来志向となり、非生産的である傾向があります。非生産的な心配性においては、心の焦点は、私たちが自分ではコントロールできないものごとや、存在さえしなかったり、起きる可能性があまりにも低い問題へと向けられてしまいます。この2つのタイプの心配性の判別が心配性の人々にとって、困難なのです。その結果、すべての心配が同じように重要で、現実的な可能性があり、必然的だと思えてしまいます。

ご存じのように、生産的な心配性と非生産的な心配性の区別は、次のような要素を考慮することで可能になります。時間枠（未来に対して、現在）、もっともらしさ、即応しての行動の必要性の有無、などです *(Leathy 2004)*。なぜ生産的な心配性と非生産的な心配性の識別、判定がこのように重要なのでしょうか？　つまり、それはみなさんが、今、ここにあり、もっともである問題に関する心配性に対処する場合と、（ネガティブな）未来志向でかつありそうもない心配性に対処する場合では、用いるべき戦略が異なってくるからなのです。

エクササイズ▼　心配性のタイプを特定しよう

次にリストアップした例で、生産的な心配性と非生産的な心配性の判別を練習してみましょう。どちらがより生産的でしょうか？　どちらがより非生産的でしょうか？　生産的な心配性とは現実的であり、今ここにあり、コントロール可能なものであり、その一方で非生産的な心配性とは、非現実的であり、（ネガティブな）未来志向で、コントロール不可能なものである、ということを念頭に置いてください。

もし来週のプレゼンの準備ができなかったら？

□現実的、今・ここ、コントロール可能
□非現実的、今・ここ、コントロール不可能

もし脳腫瘍にかかって、死んだら？

□現実的、今・ここ、コントロール可能

□非現実的、今・ここ、コントロール不可能

もしこの飛行機が墜落したら？

□現実的、今・ここ、コントロール可能

□非現実的、今・ここ、コントロール不可能

もしテストに落ちたら？

□現実的、今・ここ、コントロール可能

□非現実的、今・ここ、コントロール不可能

もし自分の娘が鳥インフルエンザに罹ったら？

□現実的、今・ここ、コントロール可能

□非現実的、今・ここ、コントロール不可能

もし自分のパートナーが交通事故で死んだら？

□現実的、今・ここ、コントロール可能

□非現実的、今・ここ、コントロール不可能

もし自分の自動車が故障したら？

□現実的、今・ここ、コントロール可能

□非現実的、今・ここ、コントロール不可能

もしパーティの席で、何も言うことが思いつかなかったら？

□現実的、今・ここ、コントロール可能

□非現実的、今・ここ、コントロール不可能

どうでしたか？　どちらがもっともらしく、かつ今、ここにあることで、どちらが、（ネガティブな）未来志向で、非現実的だったでしょうか。もし、この作業に困難を覚えたら、次の問いかけを思い浮かべてください。それは起こりそうなことでしょうか？　その問題には何か実行可能な解決策は存在するでしょうか。それに対して変化をもたらすべく、今日、何かできることはあるでしょうか？　来週中ではどうでしょう？　もし、これらの問いかけに対する答えが、ノーであるならば、それは、きっと非生産的で（ネガティブな）未来志向な心配性なのです。この練習のなかでは、脳腫瘍、墜落、パートナーの交通事故、鳥インフルエンザが、非生産的で、ネガティブな未来志向、そしてコントロール不可能な心配性の例です。

自分の心配性に対するポジティブな信念を見直そう

今ここにある、生産的な心配と、ありそうもない、（ネガティブな）未来志向の心配を区別できたところで、今度は自分の心配性に対しての信念を検証してみましょう。みなさんがほかの心配性の方々と同様であるならば、みなさんも自分の心配性に対して、愛憎入り交じった関係にあることでしょう。不安がいやで、また心配性が引きおこすストレスもいやかもしれませんが、その一方で、自分の心配性に対していくつものポジティブな信念をもっているかもしれません（*Wells 1999*）。次にあげるのは、よく見られる心配性に対するポジティブな信念のいくつかです。

・心配性は、自分の問題解決を助けてくれている。

もしこのような信念をもっているなら、こう考えるかもしれません。「あらゆる結果の可能性を考慮に入れなかったら、どうやって、起こるかもしれない問題に対して準備することができるのだろう？」

・心配性は、ものごとへの自分のモチベーションを上げてくれている。

この信念は、多くの場合、次のようにも表現されます。「これらのものごとについて心配しなかったなら、きっと手つかずのままだ」

・心配性は、自分をネガティブな感情から守ってくれている。

私たちの現場のひとりが次のようなシンプルな表現で、この信念の本質をみごとに言い表していました。「それが〝靴を片方脱いだら、もう片方も脱ぐだけの〟ようなあたりまえのことであっても、そのときになって驚くより、今心配しておきたいんです」

・心配性は、ネガティブな結果を防いでくれている。

たとえば、こう信じてしまっているかもしれません。「もし、病気にならないかと心配するのをやめてしまったら、なにか悪いことが起きるかもしれない」

・心配性は、自分に良識があり、責任感のある証拠である。

たとえば、こんな表現でこの信念を表現してしまっているかもしれません。「自分の子どもたちを心配していなかったら、いったい、私はどんなやつになってしまうんだ？」

さあ、これは不確実性とどのような関係があるのでしょうか。研究者たちは、次のような仮説を立てています。不確実性に対する耐性欠如は、再強化のプロセスを経て、これらの心配性に対するポジティブな信念を助長するのに、一役買ってしまっているというのです（*Dugas, Buhr, and Ladouceur 2004*）。

たとえば、みなさんの不確実性に対する耐性が欠如していれば、自分の心配性こそが未来において、ネガティブな感情から自分を守ってくれるはずだ、という信念を助長してしまうかもしれません。言いかえれば、もし「前もって」心配しておけば、何か悪いことが起きたときにも、みなさんはまったく失望も驚きも感じずにすむのです。この信念は、みなさんをさらなる心配へとうながし、そして、みなさんを、実は望んでいなかったサプライズにも前もっての準備などなしに対応できるという事実を知ることから遠ざけることによって、みなさんの不確実性への耐性欠如をさらに力づけてしまうのです。

エクササイズ▼　心配性についての自分の信念を検証しよう

次にあげる問いかけを用いて、あなたの心配性に対するポジティブな信念を検証してみましょう。これらの信念を検証し直してみることで、きっとあなたは心配性に頼らず、ひいては確実性への欲求なしでやっていくことが、らくに思えてくるでしょう。

・心配性のおかげで、自分はよりよく問題を解決できているのだろうか？　これについていったいどんな証拠があげられるのだろうか？

・前もって心配などしなかったのに、予想を超えた危機的状況に対処できた経験が、以前、自分にはあるのではないか？

・不安だったり、心配であるほど、自分はより集中できているだろうか？　それとも逆だろうか？　これが自分が直面している問題の解決策を生み出すのに役立っているのだろうか？　これは自分の生産性を上げているのだろうか？

・自分の心配性が、かえって、ことにとりかかる前に自分を押しつぶしてしまったり、不安にしてしまったりして、目の前のプロジェクトや業務を遂行するうえのさまたげになっていないだろうか？

・前もって、自分で心配しておいたにもかかわらず、かつて起こった悪いことは、やはり自分を今でも悲しませ、おびえさせ、あるいは腹立たしくさせているのではないか？

・前もって考えもせず、そのつもりさえなかったのにもかかわらず、意外にもいいできごとに恵まれた経験が、かつてあったのではないか？　前もって心配しておいても、やはり悪いできごとは起きたのではなかったか？

・自分より心配性ではない、友人や家族は誰かいるだろうか？　だからといって彼らを冷たい、思いやりのない人間だといえるだろうか？

以上の問いかけへの答えをノートに書き出し、自分の心配性をふり払えなかったり、自分の非生産的な心配性が頼りになると感じてしまったりしたときにはいつでも、読み返してみましょう。

❖認知的回避への気づき

心配を生み出し、不確実性に対する耐性欠如とかかわり合っている、もう1つの要素、それは、「認知的回避」（cognitive avoidance）です（*Dugas, Buhr, and Ladouceur 2004*）。不確実性を耐えがたく思う人々は、心配性をネガティブな結果をあらかじめ予期するためにも用いているようです。というのはこの人々には、このようなこと（予期）をイメージよりもむしろ言語的思考（verbal thoughts）を用いて行う傾向があるからなのです。そしてこのありかたが、恐ろしい未来の破局的イメージの脅威から逃れるための1つのやり方になってしまうのです。

このやり方で、心配性こそは、不確実な未来における結末や、恐るべき破局、そんなイメージの脅威からの回避を可能にしてくれはします。ところがこういった回避では、結局は、破局的思考はかえって再強化されてしまいがちです。というのは、この回避は、この思考の重要性を再強化し、かつ心配しているできごとが実際に起きた場合の、その不確実な結果にみなさんが耐えうる能力を実際には持っているという、その自信を低下させてしまうのです。つまり、（ネガティブな）未来志向の問題は、ふつうの問題処理スキルでは対応できないのです。現実にまだ起きていない問題の解決などは不可能なのですから。これらの問題に対しては、「心配性へのエクスポージャ」というテクニックで対処するのが最善です。この戦略については、第9章において詳述します。

✤問題のネガティブな方向づけを乗りこえる

心配を生み出し、不確実性に対する耐性欠如と相互にからみ合う、最後の要素、それは問題のネガティブな方向づけです。自分のなかには、現実の問題処理能力が健在であるのにもかかわらず、心配性を抱えた人々には、自分でそのスキルを「運用」するのが難しくなってしまっています。問題の方向づけは、自分の問題処理能力をどう評価するのかと同じように、みなさんが自分の問題をどう考え、感じるかにもかかわっています。研究者たちは、問題のネガティブな方向づけこそが、明らかに心配性にかかわってくることを見出してきました（*Dugas and Ladouceur 2000*）。

どんな問題の結論も不確実であるということを踏まえれば、不確実性を受け止めきれない心配性の人々が、どういう流れで問題の解決よりも、その不確実性に心の焦点を向けてしまいがちになるのかを理解しやすくなります。ある研究によれば、不安障害を抱える人々はそうでない人々より、自分の問題解決能力に自信がもてずにいます（*Dugas, et al. 1998*）。でも、喜ばしいことに、この研究によれば実際の問題解決能力には差などなかったのです。みなさんには、生産的な心配に向けて、自分の問題処理能力を用いることが、「できる」のです。

エクササイズ▼　自分の問題処理能力を使おう

あなたのノートから、生産的な心配に定義にあてはまると思う、もっともらしく、今・ここにある、解決可能な心配を1つ選びましょう。そして、その心配について次のステップに臨みましょう。

1. その問題の鍵となる要素を定義しましょう。できるかぎり具体的に。そしてまた、そのようにそれを変えたいと思っているのか書き留めましょう。
2. 思い浮かぶ解決策をどんなものでもありったけ書き出しましょう。可能であれば何でも、一見、おかしく思えるようなものでもかまいません。
3. その中から、一番成功しそうに思え、かつうまく機能すると考えられるものを選びましょう。

4．目標達成のために必要なだけ、小さなステップにその解決策を分割しましょう。

5．実際にやる！

最初はこのプロセスが理屈っぽく、面倒に思えるかもしれません。しかし練習を積めば、もっと効率よく、効果的にこのプロセスを遂行できるようになります。時が経てば、自分の問題解決能力を使いこなす自信もついてきて、リストアップした心配の中から、自分がいくつも抹消できるようになったことが実感できるでしょう。

✤不確実性に対する耐性を身につけよう

さあ、本章で学んだことを生かして、人生の不確実性を正面から受け止めるのに役立てましょう。あなたの思い浮かべた「もし～たら」思考に、次にあげる宣言で応えるのです。

- **自分にとってたしかなものは何もない。**
- **そうなるかもしれないし、そうならないかもしれない。**
- **未来を予知することなどできない。**

・何かが起きたら、そのとき対処する。
・リスクは人生の一部である。虎穴に入らずんば虎児を得ず。
・どちらにせよ、完全な確信などもてない。
・どんなことでも起こりうる。

今度、「もし〜たら」思考にとらわれてしまったら、それに応答しようとする誘惑に負けてはいけません。不可知のものに直面して、確実性を求めようとする誘惑に負けてはいけません。そして、リアルであること、つまりあなたにとって本当にたしかなものはないという事実を受け止めるのです。不確実性をあなたの心に受け入れ、そして人生の本質でもある疑いを受け入れてください。

第7章 時間を管理しよう

私たちは、時に、まるであまりにもやるべきことが多すぎて、それらをこなす時間が余り充分にはないように感じます。しかし、効果的な時間管理スキルなしでは、やらなければならないこと、業務がいつも、山のようになってのしかかってきてしまうように思えてしまいます。非効率的な時間管理は、フラストレーション、先延ばし、ストレス、心配性を助長し、生産性を低下させてしまうのです。みなさんは先月1ヵ月のあいだ、何回あわてふためきながらプロジェクトや業務を仕上げるはめになってしまいましたか？　またそのための時間を割くことができなかったために、何か重要なことをしないままですますということは、何回あったでしょうか？

喜ばしいことに、そうと意識しないでも、みなさんには時間をコントロールするすべを身につけることができるのです。そして、そうすることが、みなさんの心配性によい影響をおよぼすことにもつながります。研究によると。時間管理スキルの構築は、回避、先延ばし、ひいては心配性を軽減させます *(Van Eerde 2003)*。仕事を遂行し、目標を達成、そして自分のしたいことをする時間は充分に「存在している」のです。もしみなさんが、時間管理スキルを向上させさえすれば、です。本章では、時間をよりうまく管理し、結果として心配性を軽減させる方法を学んでいきます。

効果的な時間管理とは

これから、効果的な時間管理へのアプローチを解説していきます。

この戦略は以下の4ステップから構成されています。

1. 時間への意識を発展させる。

2. 自分がどのように時間を消費しているか分析する。

3. 自分の時間を計画する。
4. 自分の計画を評価する。

◆ステップ1　時間への意識を発展させる

たいていの人々は、自分自身で自分の時間の管理できているつもりでいますが、実際は、その時間が不必要、あるいは非生産的な活動に、どれほど多く費やされているのかについては、あまり意識できていません。時間管理のスキルを改善するまえに、まず、現在、自分が自分の時間をどう処理しているのか、次にあげる3つのステップにそって見つめてみましょう。

1. ノートの新たな1ページの冒頭に、明日の日付を記入しましょう。そのページの左側にそって、午前6時からはじめて、1日を15分ごとに分割していきましょう。そして、次の週のそれぞれ1日ごとについて、同じような欄を作成していきます。

2. さあ、これで今現在、自分がどのように時間を消費しているのか、記録する準備ができました。これから1週間、しっかり自分の活動をモニターしていきましょう。このモニタリングによって、どこで自分が時間を消費しているのか、きちんと詳しくつかむことができるようになり、調整して改善できるかどうかがわかるようになります。もちろん、睡眠、通勤、テレビ、雑用に費やしている時間もきちんと記録しつづけてください。できるかぎり細かく記録しましょう。ノートをもち歩き、それぞれのことがらを完了したら、すぐ記録します。記憶に頼ったり、1日の終わりにまとめて記録したりしないようにしてください。このエクササイズを生かすには、自分のスケジュールが正確に描けなくてはならないのです。

3. もうすでに自分で自分がどのように時間を消費しているのかわかっているので、このようなエクササイズは不要と考えたくなるかもしれません。でも試しに、先ほどあげた活動に、次の1週間、どれほどの時間を費やすことになるか書き留めてみてください。そして、最低でも2、3日の間、自分の時間の使い方の現実をしっかりモニター

してみて、自分の予測がどの程度あたっていたか確認してみましょう。私たちの現場の方々の場合では、ふつういつも、自分自身の予測がどれほどあてにならないものかを実感されています。実際、彼らは自分が通勤の行き帰りやテレビなどに、自分が消費している現実の時間の多さを知って、ショックさえ受けるのです。

このように自分自身の時間スケジュールをきっちりモニターするのは、自分には無理に思えてしまうでしょうか。そんな時間はとてもないように感じられますか？　念を押しておきますが、これはあくまで、一時的なエクササイズです。別にこれからの人生にわたって続けなければならないわけではありません。たった1週間でいいのです。いまこのモニタリングに時間を割いておけば、将来にわたって、はるかに多くの時間を得ることになるのです。このエクササイズをみなさんの心配とストレスを減退させるための1つの先行投資、そして自分で時間の使い方をよりよくコントロールするための第1のステップと考えてください。

◆ステップ2　自分がどのように時間を消費しているか分析する

さて、1週間の自分の活動を記録できましたか。もしまだできていないなら、次に進むために、まずそれを済ませてください。それこそが、よりよい時間管理のためには欠かせないステップなのです。自分の活動を記録することによって、時間がいったいどのように消費されているのかがはじめてつかめます。自分の活動記録を完了したら、今度は次にあげる3つのステップに沿って、自分がどのように時間を消費しているのかを分析してみましょう。

1. この1週間に記録した自分の活動を見直してみましょう。それらの活動をいくつかの分野に分類できるでしょうか？　その分類タイトルをノートの新しいページの左端の欄に書きこんでいきましょう。そのなかには、睡眠、食事、買い物、読書、テレビ、雑用、電話、洗面・化粧、トイレ・風呂など、炊事、子どもの面倒、家事全般、通勤、娯楽などが含まれます。これらの分類を手がかりにして、自分の場合にあてはまる別

の項目があったらどんなものでもこれらに書き加えていきましょう。

2. 今度はそのページの右端の欄に、その1週間、それぞれの分野の活動にどれだけの時間を消費したのか、合計して記入しましょう。念のため、1週間は全部で何時間でしょうか？　…168時間です。

3. 結果を見て、何かに驚きませんでしたか？　何かに思ったよりはるかに多くの時間を消費していませんでしたか？　ほかの何かにはもっと時間をかけているはずではありませんでしたか？　そんなに時間をかけていたはずではないものがありませんでしたか？　何か誰かほかの人にまかせたり、断ったりすることのできるものはありませんでしたか？　何か不必要な活動に、あまりも多くの時間を消費していませんでしたか？　もっと時間をかけておきたかったものには気づきましたか？　何かすませておきたかったのに、できなかったことはありませんでしたか？　以上の問いかけに対する答えを、ノートに記入してください。

アンドレアはこのステップを彼女自身の心配性の軽減のために用いてみました。多忙なスケジュールに追われるエグゼクティブとしての彼女の悩みは、自分の、効率的な時間管理能力の低さでした。1日働いていると、彼女は押し寄せてくる数多くの業務に押しつぶされそうになって、しばしば不安感に襲われていました。自分の時間管理スキル向上のため、また自分の心配性をコントロールするために、アンドレアは1週間、自分の活動をモニターしたのです。そして、それぞれのタイプの活動に自分が費やしている合計時間を算出しました。すると、多くの業務の場合で、自分が必要以上の時間をかけてしまっていることに、彼女は気づきました。この結果、彼女は自分にはもっと有効に時間を管理できる余地があるのだという希望を得たのです。次にあげる、第3、第4のステップにそって、彼女はむだにしていた時間をとり戻し、また自分にとっての優先順位を見直しました。結果として、彼女は自分にとってほんとうに重要なことにより多くの時間を使うことができるようになりました。そしてこの新たなスキルは、また彼女の心配性を劇的に軽減させるのにも役立ちました。

◆ステップ3　自分の時間を計画する

次のステップでは、自分がどのように時間を使いたいのか、その計画を立てます。ステップ2での問いかけに自分がどう答えていたのかを見直して、次の1週間について計画を立てるときに、ちゃんと振り返って考えてみましょう。目的と優先順に合った形で、時間を消費できていましたか？　重要な仕事を手つかずのままにして、不必要な活動にたくさんの時間を費やしたりしてはいなかったでしょうか。もしそうなら、次にあげる戦略が役立つでしょう。次の4つのステップにそって、自分にとって一番効率的な時間の使い方を定めていくのです。

1．ノートを1週間の活動を記録したときと同様に区切って、空白の欄を作成しましょう。

2．それぞれの1日を15分ごとに分割しましょう。そして、アポイントメント、会議、そのほかのどんな活動でも、きちんと始まりと終わりがあるものを、記入していきましょう。

3．次に、睡眠、食事、通勤、そのほかの洗面・化粧、入浴など必要不可欠な日々の活動

を記入しましょう。これらの活動に必要な時間はどうか、現実的に見積もってください。

4．残された空欄を、日によって変化する、ほかの活動や目標にあてましょう。これらの活動はあくまで、追加的なものであり、そのなかでも重要かつ緊急度が高いものをふさわしい形・時間に行い、あまり重要でないものが、そちらをじゃましたりしないように、何らかの形できちんと優先順位をつけましょう。

効果的に優先順位を設定するためには、まず自分が完了したいことをリストアップしてください。もちろん、新たな目標や業務が生じた場合には、そこにつけ加えることもできます。リストアップしたそれぞれの活動を見比べて、それぞれが、次にあげる3つの分野のどれにあてはまるか、よく考えてください。

・**優先度「高」** 非常に重要で今日中に完了しなければならない活動。
・**優先度「中」** かなり重要ではあるが今日中に済ませなければならないほど急ぎではない。
・**優先度「低」** 重要でありやらねばならないが、いますぐやらねばならないほどではない。

もし、この3つの分野のどれにもあてはまらない活動があったら、つまり重要でなくかつ必要でもなければ、それらの活動はすべて、このリストから2重線を引いて抹消してしまってください。あるいは、その仕事を同僚か家族に頼めるかどうか自問してみてくださ い。可能なら、頼むのです！　後に残った活動については、それぞれが先の優先度高、中、低、どれにあたるかよく見きわめて、優先度「高」の活動は、このリストから、先のスケジュール表に残っている空欄にはめこんでください。もし、それでも空いた時間がスケジュール表に残っていたら、こんどは、優先度「中」の活動をその空欄にはめてください。優先度「低」の活動をスケジュールに入れるのは、あくまで、優先度「高」、優先度「中」を組みこんだ、その後です。

✤スケジューリングを成功させるためのヒント

より生産的に自分の時間をスケジュールする、その実行にあたっては、いくつかの問題が生じてくるかもしれません。ここにあげるのは、みなさんのスケジューリングをできるかぎり効果的なものにするための、いくつかの補足的なヒントです。

・それぞれの活動に自分がどれほど時間をかけるのか、見積もるときは現実的に考えてください。危ないな、と思ったときは予備の時間を設けましょう。
・それぞれの活動の間に一定の時間の余裕を残しておきましょう。さもないとあちこち、活動ごとに走り回ることになってしまいます。1つの活動を完了した後には、2、3分リラックスして振り返る時間を設けてください。
・移動時間を計算に入れて、一番現実性の高いシナリオにそってください。理想的な天候や交通状態のもとでだけしか成立しない、所要時間でスケジューリングをするのは避けましょう。
・緊急事態や想定外の優先度「高」の作業にそなえて、スケジュールには柔軟性を持たせましょう。
・可能なかぎり、次の活動に移る前に、その前の活動を完了させましょう。中途半端に手をつけた仕事の山は、かえって心配を増し、みなさんの長期的な生産性の妨げにもなります。
・作業開始時間と終了時間をきちんと設定しておきましょう。プロジェクトというものには、際限なく時間を食う傾向があります。きちんと終了時間を設定することによって、モチベー

ションが高まり、集中力と効率も増します。

・自分自身のためにスケジューリングしているのだ、ということをお忘れなく！　休憩時間、レクリエーションや趣味のための時間の余地を残しておくことも大切です。長期的には、自分自身にある程度の自由時間を許してあげたほうが、生産性は上がるのです。

◆ステップ4　自分の計画を評価する

自分の計画をきちんと評価するためには、どれほどしっかり自分がその計画を守れたのかを記録しておく必要があります。次の1、2週間にわたって、ノートの自分の活動予定を記載した欄の右側に、別に欄を設けて、実際にその計画時間をどうすごしたのかを記入していってください。上手くできていましたか？　優先度「高」の作業を完了できていましたか？　もし、そうなら、おめでとうございます！　一息ついて、自らの心配性の克服のために、大事な1つのステップを上がった、自分自身をより信じてあげてください。もし重要な活動を完了できていなかったら、なぜそうなったのかを、自問してみてください。いったい何が計画を守る妨げになったのでしょうか？　重要な作業をほったらかして、ほかの重要度も必要性も低い作業にはまっていたりしませんでしたか？　もしそうだったのなら、次のセクションがきっと役に立つでしょう。

先延ばしする誘惑に立ち向かおう

先延ばし、それは、私たちみんなが繰り返しおちいってしまう罠です。実は、私たちの現場で最もよく見られる問題の1つが、先延ばししてしまうこと、なのです。誰しもつまらないプロジェクトや作業は先延ばしにして、もっと魅力的な何かにとりかかりたいものではありませんか？　誰しも、会議や授業の準備をその最後ぎりぎりまで、放っておきたいものではありませんか？　少なくとも、短期的にはその先延ばしは、つまらなく思えること、あるいは不安感を増すことから回避させてくれるので、上手くいくかのように思えて、私たちはみんなならくな先延ばしをしてしまいます。しかし、結局はそのつけ、が回ってくるのです。研究によると、先延ばしは、現実に心配性の増強に関連しているのです（*Stöber and Joorman 2001*）。ですから、長期的な視点から見た場合、問題を先延ばししてしまうことは、すぐにその問題に取りかかっていた場合よりも、みなさんにより大きな不快感とストレスをもたらしてしまうのです。

✤なぜ人間は（問題を）先延ばしするのか？

なぜ人間が問題を先延ばしにしてしまうのかについては、さまざまな説明がなされています。先週の自分のスケジュールを眺めて、どれほど、自分が向き合うべき問題を先延ばしにしたり、回避したりしてきたか、見つめてみてください。次にあげるリストを読んで、これらの先延ばしの理由のなかで、どれが自分の場合にあてはまるか、たしかめてみてください。

・失敗することへの恐れ　あるときには人間は、ことにおいて失敗することを恐れて、そのことを先延ばししてしまいます。彼らの心の中では、時間不足のために、プロジェクトを完了できないことや、まずい仕事をしてしまうことのほうが、全力でとりくんでかつ失敗することよりも、痛みがより少なく思えるのです。

・**完璧主義**　人間は自分の仕事について、単に高すぎる水準を自分で設定してしまうことがあります。あるプロジェクトや作業が完璧でなければならないという思いこみが、現実にはその完了を妨げてしまいかねないのです。

・**課題に対する過大評価**　課題はあるときには、あまりにも重く、のしかかるように思えることもあります。しかし、しばしば人間はその特定の課題の完了に必要な時間や困難度を過大評価してしまうものなのです。そうなると、放っておいたり、手をつけなかったりするほうがらくであるということになりかねません。

・**心配ばかりすること**　現実にプロジェクトにとりくみ、完了に向けて進んでいくよりも、むしろ多くの人間は、ただそのことを心配ばかりしていることに時間を費やしてしまいます。こんなやり方では、時間を生産的に活用するどころか、自分の時間をただ浪費することになってしまいます。

・**過剰な責任感**　プロジェクトの結果に必要以上の責任を背負いこむことは、結局自分の働きを鈍らせ、滞らせ、生産的に仕事にとりくむどころか、本来の自分の課題を回避してしまうことになってしまいます。

✤先延ばしの誘惑に打ち勝つ

以上の先延ばしの原因のうち、どれかみなさんにあてはまるものはありましたか？　もしそうなら、次にあげる戦略を用いて、先延ばしへの誘惑に打ち勝ちましょう。繰り返しますが、長い目で見れば、ものごとを先延ばしすることは、ただ不安と心配を増すだけのことなのです。自分の時間のコントロールをとり戻して、こんなことどもをリストから抹消してしまいましょう。

・**失敗に対するネガティブな信念に立ち向かう。**

もし全力で挑戦し、そして失敗したとしても、いったいどんなことが起きそうだ、というのでしょうか。もし実際に全力で挑戦し、そして失敗したら、いったいどんなことが起きるというのでしょうか。失敗などしたこともない、という人を知っていますか？　自分が恐れている結果をよく見つめて、客観的な立場から、そんなことがそもそも起こりうるのかどうか自問してみてください。その課題に対してなにもしないことより、悪い、恐ろしい結果というものがありうるのでしょうか？　もしそうなら、まずやってみましょう。

・完璧主義を打破する。

完璧な結果を目指して、あまりに時間をかけすぎたり、あるいは、完璧に仕上げることのみを願って、その課題を手つかずのまま、放っておいてしまったり、ということはありませんか。もしそうなら、こう自問してみてください。もし完璧でなかったとしても、いったいそれで何が起こりうるのか、と。それは自分にとってどういう意味をもちますか？　それはあくまで自分についてのことではないでしょうか？　困難なことではありますが、この完璧主義という邪魔を取り除くためには、自分の信念を検証してみる必要があります。ケアレスミスを気にしないで課題を提出しましょう。本来の仕事も終わっていないのに、キッチンをピカピカにするのはやめにしましょう。急ぎでない電話の返事はすぐにしないで、明日にすればよいのです。その結果、何かまずいことが起きましたか。もし起きないならば、たとえ完璧でなくても、がんばればそれでいいのです！

・課題をさらに細かいステップに再分割する。

課題が時に重たすぎて、いったいどこから手をつけていいのか見当もつかない、ということがあります。もし、どこからはじめればいいのかがわからないために、自分が先延ばしをしがちであると気がついたら、それぞれのプロジェクトなり課題なりを、その重たい全体としてよりも、むしろ細かく区切ったステップの連続したものととらえなおしてみてください。たとえば、新しく自動車保険に加入することになったとします。この課題も次のようなステップに再分割できるのです。インターネットでいくつかの異なった保険会社について調べる↓それらの保険会社のもよりの代理店の電話番号をメモする↓それぞれの業者に見積もりを依頼する――こんな感じです。スケジュールを立てるときには、プロジェクト総体を自分の目標とするのではなく、これら再分割したステップ1つひとつをリストアップしてください。このやり方によって、生産性は向上してゆき、それと意識しないうちにも、全体の目標を完了できることになるでしょう。

・心配しないで、実際に行動しよう。

もしその課題について心配することばかりに実作業時間より多くの時間を費やしてしまっているという場合、とにかく、現場に飛びこんでやってみるというのが多くの場合は最善の道です。いったんはじめてしまいさえすれば、思いのほか、仕事ははかどっていくものですし、予期していたよりも楽しくさえあります。繰り返しますが、それについて心配してばかりでは、不安を長引かせるだけのことです。すぐにとりかかることによって、より生産的になり、課題のつまらなさについて考えてばかりの時間もぐんと減っていくでしょう。おまけに、自分の自由になる時間もより多く確保できるでしょう。

・課題を完了したとき、自分がどう感じるか想像してみてください。

もし、まだ課題に手をつけられずにいるのであれば、その課題を完了したら、自分がどう感じるか、何ができるのか、思い描いてみてください。仕事を終えたら、どんな楽しいことができるようになるでしょうか？　先延ばしにしていた課題を完了することは、自分の不安、ストレスのレベルにどう影響するでしょうか。もし必要であるなら、ただ先送りにするのではなく、今とりかかることの損得をリストアップしてください。しかし、自分を説得するのにあまり時間をかけすぎないように！　繰り返しますが、最善の戦略、それは、今すぐやること、これにつきるのです。

・目標を公言する。

自分の意図を公言しましょう。上司に、ルームメイトに、パートナーに、友人に……。そう、聞いてくれる誰にでも。そうすることで、自分の目標に向けてのモチベーションが高まるのみならず、ほかの人々からの助けや支えも期待できるのです。みんなに自分の進行をたしかめてくれるよう、うながしてもみましょう。もし邪魔にぶつかったときは、自分の目標への最善の方法を考えたうえで助力を求めましょう。そしてなかでも一番重要なのは、自分のプロジェクトを完了したときに誰かを招き、一席設けてお祝いすることです！

第8章 アサーティブにコミュニケーションしよう

おそらくはすでに経験していると思いますが、人生が人間に求めてくるものごとはいつも合理的でフェアであるとはかぎりません。心配に価することどもは人生において山ほど存在しますが、あまりにも多くの責任を取ってしまうこと、いつもいつも他人の要求に応じてしまうこと、自分自身の権利に立たないことは、不安と心配性を増強してしまいます。コミュニケーションスキルのまずさは、親密な関係性の回避、仕事での生産性の低下を引き起こし、理不尽なまでのストレスと心配性に至ってしまいます。本章では、さまざまなコミュニケーションの形式を見きわめる方法、自分の感情と欲求をアサーティブに他者に伝える方法、そして、理不尽でむちゃな他人からの要求をいかに拒否するかを学んでいきます。

コミュニケーションは心配性にどのように影響しているのか

心配性の人々の多くは、他者の欲求は自分自身の欲求よりも重要である、という信念のもとに育ってきています。たぶん、みなさんもできるかぎりいつでも、他者を受け入れるべきであり、あるいは、不満は自分のなかにしまっておくもので、目上にたてついてはならない、というように学んで育ってきたのでしょう。この立場のおかげで、みなさんは他者との葛藤や対立をあまり起こすことなく、人生を歩んでこられたかもしれませんが、その反面で、このあり方はみなさん自身をすり減らせて、怒り、心の傷、ルサンチマン、そして無力感にも導いてきたのではないでしょうか。

このような行動のあり方は、長い間のうちにはフラストレーションと不安をうっ積させていき、ついにはパートナー、上司、見知らぬ誰かにそのはけ口がとつぜん向かってしまうということにもなりかねません。さらにまずいのは、これらのフラストレーションを内にためこんでしまっていき、これらの押しこまれた感情と慢性的な負荷を抱えて時をすごすうちに、心身のトラブルを引きおこしてしまうことです。幸運にも、ありったけぶちまけるか、内にこもってしまうか、そのどちらでもない、ちょうどよい中間点が存在します。それは、アサーティブネスと呼称されるあり方です。

アサーティブネスとは他者の権利を尊びながら、同時に自分の個人的な権利を表出するあり方です（*Lange and Jakubowski 1976*）。アサーティブにコミュニケーションすることを身につければ、みなさんは、自分のストレスと心配性の主な原因、つまりほかの人々とのかかわりにおける困難を減少させることができます。ただ、アサーティブネスをしっかり理解するには、まずそれ以外のタイプのコミュニケーションを理解しておく必要があります。

アグレッシブ　アグレッシブな形でコミュニケーションをはかる人々はいつも、自分自身の欲求と感情を他人のそれらに対して最優先させます。彼らは怒鳴り、脅し、責め立て、自分の欲望のままに相手を見くびります。彼らはみな、自分の欲望のために他人を踏みつけにすることを何とも思いません。こういうやり方はほかの人々が彼らのようなもののもめ事やめんどうを避けてくれるあいだは、一時的に有効ではあります。しかし、この反面、こんなコミュニケーションの形をとる人々は結局は憎まれ、恐れられ、排除されます。

パッシブ　アグレッシブの正反対に位置するのが、パッシブなコミュニケーションをはかる人々です。彼らは対決や対立を回避するためには何でもしてしまいます。彼らは他人の欲求を自分のそれらに優先させてしまって、自分の権利を主張することがありません。いつも人に譲ってしまい、彼らは自分で論議や反論を講じることを避けてしまいます。しかし、そんな形で、自分の感情をうまく表出できないでいるままでは、彼らも、怒り、フラストレーション、ストレス、ルサンチマンを内にためこまずにはすみません。

アサーティブ　アサーティブなコミュニケーションのありかたとは、アグレッシブとパッシブのあいだのちょうどよい理想的な落としどころです。つまり、他者の権利を尊重しつつ、自分の欲求にも対応するあり方です。このタイプの人々は、他者の権利と感情を大事に考えながら、自分自身の権利と感情を主張できるでしょう。このありかたは、自分が他人に利用されてしまわないという点、そして、他人の欲求を排除することなく、自分の欲求に対応できるという意味で、すばらしいあり方です。アサーティブなコミュニケーションこそは他人とのかかわりにおいて、もっとも効果的なメソッドです。

エクササイズ▼ コミュニケーションのあり方を特定してみよう

これら3つのコミュニケーションのあり方を見てきたところで、これからあげる3つのシナリオがそれぞれ、どのコミュニケーションのあり方にあてはまるのか、あなた自身で判断できるかどうかを試してみましょう。

1．マリアはカスタマー・サービスのカウンターの前で、列に並んでしばらく自分の順番を待っていました。やっと自分の整理番号が呼ばれたとき、彼女の前にあるひとりの

男が割り込んできて、カウンターに向かおうとしました。マリアはこう言いました。「失礼。お気づきかどうか存じませんが、私たちは整理番号順に並んで待っていて、今は私の順番です。整理番号は入り口の脇のところで発券していますよ」。マリアのこの答えは、アグレッシブでしょうか？　パッシブでしょうか？　アサーティブでしょうか？　その理由は？

2. ロバートはコピー機の営業マンです。あるとき、彼の上司から、ほかの同僚と彼の受け持ちの営業担当エリアを交換してくれないか、と頼まれました。この担当エリア交換に従ってしまうと、彼は出張を倍にしなければなりませんし、長い時間をかけて現在の得意先と築き上げてきた、コネクションをまた新しい担当エリアで、また最初から苦労して作り上げなければなりません。またロバートはこの異動で、ただでさえ少ない妻子との団らんの時間が減ってしまい、困ったことにもなるとも感じました。しかし、彼はチーム・プレイヤーたらんと考えて、こう答えました。「了解しました」。ロバートのこの答えは、アグレッシブでしょうか？　パッシブでしょうか？　アサーティブでしょうか？　その理由は？

3. ミシェルは長い1日の仕事を終えて、帰宅しました。ところが、彼女の夫は約束していたはずの夕食の準備をまったくしていなかったのです。それどころか彼はテレビのバスケットボール中継などをのんきに観ていたのです。腹を立てて、彼女はこう怒鳴りました。「なんにもやってないじゃないの！　ひとりものじゃないんだから。あんた。離婚よ！」。ミシェルのこの答えは、アグレッシブでしょうか？　パッシブでしょうか？　アサーティブでしょうか？　その理由は？

いかがでしたか？　他者の権利を尊重しつつ自分自身の権利を主張していたマリアのふるまいは適切で、アサーティブではありませんでしたか？　ロバートの対応はパッシブで、彼は自分の感情を表出できなかったのではないでしょうか？　ミシェルの、怒鳴ってかさにかかっておどしつけるこの状況への対応は、アグレッシブではないでしょうか？　以上のように受け止めていただいたなら、上出来です。正しい選択です。これら3つの対応の違いを見分けることこそが、アサーティブなあり方を身につけるための大事な第1歩です。必要を感じたら、もう先に進む前に、いちど本章を読み返して、アグレッシブ、パッシブ、アサーティブ、それぞれのあり方の定義を見直してください。

もっとアサーティブになろう

このセクションでは、よりアサーティブにコミュニケーションする方法を4つのステップをたどって学んでいきます。

1. 状況を定義する
2. 自分自身を表出する
3. 解決策を提案する
4. その結果を想定する

これらの4つのステップを見てわかるとおり、ほかのどんなスキルとも同じように、アサーティブなあり方も、いくつかの部分に分割できます。アサーティブなコミュニケーションの実現のためには、この4つのステップを実行する必要があります。アサーティブにコミュニケーションすることには、最初、自分では違和感を覚えるかもしれませんが、実行していくにつれ、うまく自己表現ができるようになり、きっと人間関係の改善、そして生活のうえでのストレスと心配性の軽減を実感されることになるでしょう。

◆ステップ1　状況を定義する

バウアー（Bower）と彼の著書「Asserting Yourself」*（1991）*によると、アサーティブなコミュニケーションを身につけるための第1歩とは、自分が置かれた状況、および、自分がアサーティブにふるまうことに困難を覚える状況を定義することです。できるかぎり具体的に定義しましょう。誰（Who）がかかわっていて、いつ（When）それはいつも起きるのか、そして何（what）が起きてしまいがちなのかを、きちんと定義に含めましょう。そして、それらに加えて、ふつうどのように（How）自分がそれに「対応」しているのか、将来それに対して、どのよう（what）な変化を起こしたいのか。つまりその変化こそが「アサーティブ・ゴール」です。

1例をあげましょう。シングルマザーのシャノンは次のような状況において、アサーティブにふるまうことに、困難を感じていました。夕食の後（いつ）、本来、彼女のティーンエイジの息子（誰）が宿題にとりかからねばならないときになると、いつも彼は自分の部屋でテレビを観ていたり、テレビゲームをしている（何）のです。シャノンは宿題のことを言おうとするのですが、彼は何も答えてはくれません。彼女はキッチンに戻って、悲しい思いで、息子の成績の心配をしてしまう（対応）のです。このパターンが毎晩、同じように何度も繰り返されるのです。シャノンは息子にすなおに彼女に答えて、そしていちいち彼女が言わなくても宿題にとりかかる（アサーティブ・ゴール）ようになってほしいのです。

◆ステップ2　自分自身を表出する

アサーティブなコミュニケーションを身に付けるための次のステップは、その状況や相手のふるまいが、自分自身にどんな感情を生じさせるか、表出することです。この自分自身の感情を表出するときは、必ず、主語を「私」にしてください。それは、相手に責任を転嫁しないためです。「私」を主語にすれば、相手を責めることなく、自分が相手の行動やその状況をどのように感じているのか、を表現できるのです。たとえば、シャノンはこう言えるかもしれません。「お前が、返事をしないから、私はお前にないがしろにされているような気がするのよ」。でも次のように表現してしまうかもしれません。「お前が返事をしてくれないから、お前は私を悲しませるのよ。」と。どちらの表現が、「私」の主語のあり方として適当でしょうか？　そうです！　最初のほうが、シャノンのこの状況に対する感情を伝えながら、その責任を息子に転嫁しないですむのです。

◆ステップ3　解決策を提案する

次はその状況に対して、現実的に可能な解決策を提案しましょう。望ましい結果をもたらしてくれる解決策を提示する準備をしましょう。その提案は、具体的かつ簡潔にしてください。できるならば、望ましい解決策は強い要求として、でもあくまで命令ではない形で示してください。この場合シャノンはこう言えます。「これからは、夕ごはんの前に、そしてテレビとかゲームの前に宿題をすませてちょうだい。私が夕方の宿題のさいそくをするのは、1回だけにします」

◆ステップ4　その結果を想定する

いったん実現可能な解決策を提示したら、今度はこの新しい対策がもたらしてくれる結果を、可能性が高く、かつポジティブなものから、想定してみましょう。たとえば、シャノンはこう言えます。「このやり方なら、私たち2人とも満足がいくと思う。私はお前が宿題をすませているのがわかるので、満足だし、お前は食後には好きなことができて、宿題のさいそくもされずにすむし」。もしそのやり方で、願っていた結論がうまく得られなければ、条件を設定してみたり、よりネガティブな結論で対応したりしましょう。シャノンの場合、息子がこの新しい提案に納得してくれなかったり、応じてくれなかったりしたら、この彼のふるまいに対しては、ネガティブな結論で応じる必要が出てくるでしょう。彼女はこう言うでしょう。「もし夕ごはん前に宿題をすませないで、私が宿題のさいそくを何回もしなきゃいけない、ということになったら、私はお前のテレビをとり上げるし、その晩はゲームもさせないからね」と。

エクササイズ▼　アサーティブなコミュニケーションを実行しよう

定義、表出、提案、想定、この4つのステップをしっかり心に留めてください。もう大丈夫ですか？　それでは、まずあなたがアサーティブであるのに困難を覚える、ある1つの状況について考えてみてください。ノートを出して、その状況についての詳しい説明を書き出してみましょう。具体的に、そして、誰が、いつ、何が起き、どのようにあなたはふつう対応しているのか、あなたはそれをどのように変えたいのか、つまり、アサーティブ・ゴール、これらをすべてきちんと忘れず、入れてください。状況を書き終えたら、4つのステップを踏んで進んでください。その状況でかかわってくる人、あるいは人々に対して、相手を責め立てない、主語を「私」にした表現で、どのように、あなたは自分自身を表出しますか？　何を解決策として提案しますか？　その解決策のもたらす可能性の高い、現実的な結果はどんなものでしょうか。もし必要であれば、その解決策に従わない場合の帰結も想定してみてください。

さあ、このエクササイズを少なくとも5つの、あなたが自分自身の感情を表出するのを難しく感じる状況、ノーと言えなくてつらい状況、誰かに利用されてしまっていると感じる状況において、繰り返し実行しましょう。

問題が生じたとき

もしここまでの説明で、話がうまく運びすぎるとお考えの方がいたら、それも正解です。他人がいつも、みなさんのアサーティブな要求にポジティブに対応してくれるとはかぎりませんし、みなさんの方でも、相手に対応するにあたって、状況全体を見通すのに充分な時間があるわけでもありません。でもその実行を繰り返していくことによって、アサーティブなあり方は身にしみこんでいき、みなさんもこのあり方で、すばやくたやすく対応できるようになるでしょう。でも、そのときまではみなさんが直面する困難な状況と相手に対応するために、次にあげるいくつかのヒントを活用してください。

✤切迫した状況のとき

みなさんが自信がないときや、いらいらしているとき、そんなときに即座にアサーティブな対応はできるのでしょうか？　考えてみてください。「即座に」答えるのときちんと対応するのは別のことなのです。場合によっては、自分の考えをあらためて見なおし、アサーティブに対応できるようになるまで、応答するのを延期するのが最善の道なのです。強調しておきますが、即座に応答しないというのもみなさんの権利なのです。答えを急ぎすぎると、本当に欲してもいないことに同意してしまったり、後悔するような対応をしてしまったりすることが、大いにありえます。このような状況では、「きちんとかかわる前に、自分でしっかり考えておかないと」とか、「今すぐその問題をここで論じることが、私にできるとは思えないな」などと言ってみて、自分のあるべきアサーティブな対応を固めるまでの時間を稼いでみましょう。

✤アグレッシブな人への対応

アサーティブなコミュニケーションを遂行する能力そのものがない人間に対しては、どうしたらよいでしょうか？　これはみなさんが繰り返し直面せざるをえないであろう状況です。このような人間は、あなたの正当な要求に対して、あざけりや根拠なき尊大さ、上から目線の敵意で応じてきます。でもどんなに状況がつらくても、そんな相手のネガティブな土俵に巻きこまれて、必要以上の責任を背負ったりしてはいけません。心に留めておいていただきたいのは、ものごとを論じ合うのには自分と相手、すくなくとも2人の人間が必要であり、誰であれみなさんが自分自身でやりたくもないことに同意させることは、根本的に不可能であるということなのです。

こんな面倒な状況を処理する1つの方法は、そんな他人とお互いに同意できる何かを探し出すことです。アグレッシブなコミュニケーションを図ってくる人間にも、その人の言動のどこかに少しはまともに思えることがあるものです。その相手のほんのすこしのまともさをきちんととり上げて認識しておくことが、その場をしのぐのにはとても役にたつものです。

たとえば、本章の前半に出てきた、夫を「なんにもやってないじゃないの！」と怒鳴りつけていた、あのミシェルの場合を考えてみましょう。たしかに彼は「俺のほうがうまくやれるさ」とか「どっちにしろ、いなかったお前に何がわかる」とあっさり答えてしまうかもしれませんが、これではこちらもアグレッシブになってしまって、さらに口論はこじれるばかりです。ここはミシェルの夫のほうで、彼女の話をきちんと聞いてあげて、これ以上もめるのを避けるためにも、その彼女の話に、いくらかでもまともな部分を見つけてみる、というのはどうでしょうか。それならば、彼はこう対応もできるのです。「君が言うように、晩ごはんのしたくを僕がしなかったのはたしかだ。それに君が腹を立てるのもよくわかる。ただ、ほかのいろいろな家のことも僕はしているよ」と。

✤人の話を聞かない人間

ここまでくるとめんどうを通りこした感もしますが、たんにみなさんの要求を聞こうともしない人間に対しては、場合によっては、ただひたすらに、彼らにのみこませるために、自分の立場を繰り返し主張するという戦略が最善です。これは「壊れかけのレコード」テクニックと呼ばれているものです。ただ自分の主張を繰り返すことによって、その人間にもみなさんが引き下がらないということ、言い合いをしても無意味だということが理解できるようになります。たとえば、みなさんの上司が、あらかじめ断っておいたはずの週末の休日出勤を強要してきた場合などは、この「壊れかけのレコード」はどうでしょうか？

この実行にあたっては、その人間からいい返事を引き出せたかどうか、確認したうえで、それをしっかりノートに書き留めておきましょう。

✤感情的になってしまったとき

怒りや他の感情で会話が左右され、伝えたいことがうまく伝わらないときは、その状況から「タイム」をとって、先に述べた時間稼ぎにつなげるとよいでしょう。他の方法としては、相手に議論が脱線してしまっていることを伝えて、問題点をはっきりさせましょう。たとえば、こんな風に対応してもよいでしょう。「今、すこし感情的になっておられるように思います。私の申し上げたことの何が、そんなにお気にさわったのでしょうか？」。あるいは、すでに相手の立腹の理由が、みなさんにもすでに明白な場合は、あえて共感して見せたり、相手の感情をフィードバックしたりしてもよいかもしれません。ミシェルの夫の立場なら、たとえばこうです。「どんなに君がハードに仕事をしているか、よくわかっているつもりだ。もちろん、帰ってきたら、僕が約束通り夕ごはんをつくっていなかったことに腹を立てるのもわかる」。この方法であれば、相手の感情をみなさんが理解し、尊重もしていることが明らかにできます。それこそが、人間ともっとうまくやっていくにはとても大切なことなのです。

✤互いの欲求が対立してしまったとき

相手にも充分理があるのに、その相手の要求とみなさんの要求が両立できない、という場合はどうでしょう？　人間がそれぞれ、異なった欲求の元で生きている以上、これは充分にありうる、むしろ避けられない状況です。このような場合は、お互いの要求がくいちがう点をしっかり見きわめて、相手の話をよく聞いたうえで、何らかの妥協点を見出すべく努力しましょう。

第9章　心配ごとに立ち向かおう

「心配するなよ。大丈夫さ」とか「心配するのをやめて、もっとポジティブに考えようよ」などという言葉を、どれほどの回数、みなさんは聞かされ続けてきたでしょうか？　心配性を抱えた多くの方々と同じように、それこそ数え切れないほど耳にしてきたでしょう。たしかにこれらは一見、よいアドバイスのように思えます。心配すること自体がみなさんを苦しめているとしたら、そのことを考え、心配するのを止めるというのは理にかなっています。では、なぜそれはうまくいかないのでしょうか？

なぜ回避は有害か

いくつかの理由で、回避は役に立ちません。特に心配性においてはなおさらです。その理由を1つあげてみましょう。何ごとかについて、考え「ない」ようにすると、いったいどんなことがおこるでしょうか？　次の実験を試してみましょう。1分間まるまる、何か、キリンとか赤い風船とかなんでも好きなものを選んで、それについて考えないように努力してみるのです。ただ、とにかく、それについて考えなければよいのです。さあ今から、やってみてください。

うまくいきましたか？　ふつうであれば、まったくといっていいほど成功しなかったはずです。それについて考えないように努力すればするほど、かえってその物体が心のなかに思い浮かんでくる、そんなようにさえ思えたかもしれません。実はいくつかの科学的な研究においても、同じ結果が出ています。思考を押さえこもうとすればするほど、その思考はいっそう活動してしまうのです（*Wegman 1994*）。そして、その試みに成功する人々でさえも、その集中力をそんなに長くは保てません。それは自らを激しく消耗してしまうのです！

そして、もしなんとか回避することができたにせよ、みなさんを心配させたり、不安にさせたりする思考を回避することには、もう1つ別の落とし穴が待ちかまえています。人間の本性として、不快なこと、あるいはそのようなことを引き起こすことがらを回避したいというのはあたりまえなのですが、そうしてしまうことによって、実際には、長い目で見ると、よりいっそう恐れの感情を増強してしまうのです。つまり、これは自分をいらだたせる思考を回避することによって、かえって、自分自身でそれらの思考を現実の脅威、危険、どんな代償を支払っても回避すべき何かである、と追認してしまうことになってしまうからです。これでは、自分自身でそれらの思考に耐え、自分の不安と向き合うための自信が損なわれてしまい、それらの思考はかえって、より、自分にとって強大で恐ろしげなものとなってしまいます。

思考や恐れを回避することは、また自分でそれらの思考と立ち向かって、実際に対決すれば何もこわいことは起こらない、という大切な事実を自分で学ぶことをも妨げてしまいます。同じ流れで、みなさんが今、ある心配ごとや状況を回避すれば回避するほど、将来にわたって、それらを回避し続けるようになってしまい、不安と回避の悪循環にはまってしまうのです。

ここまでの説明の、この流れを、なにかとても不自然に感じる方もおられると思います。そうお考えであれば、そう思うみなさんはけっしてひとりではありません。たいがいの人々は、心配ごとを軽減する方法は、実は意図的に、「もっと」心配することである、と聞いて疑いさえ覚えるのです。しかし、これはほんとうです。あなたを恐れさせる思考とあえて自分から直面することによって、みなさんは自分の心配性のコントロールに向かって大きな1つのステップを踏み出すことになるのです。心配な思考やイメージへのエクスポージャ（暴露療法）を組みこんだ、認知行動療法はいく人もの研究者によって、不安、心配性、心身症状のめざましい軽減をもたらしてくれることが見出されてきました（*Ladouceur, Dugas, et al 2000*）。直接、自分自身を自分の心配ごときちんとさらけ出して、心配ごとに向き合うことこそ、「心配ごとへのエクスポージャ」（Worry exposure）と呼ばれるアプローチです。

「でも、私はもういつだって心配しているんです！」

私たちの現場の方々は、この「心配ごとへのエクスポージャ」の実行に対しては、多くの場合、懐疑的です。というのは、彼らにしてみれば自分たちはもういつも充分すぎるほどに心配しているように思えるからです。しかし、自分の心配のパターンをチェックしてみればわかるように、多くの心配性を抱えた方々と同じように、みなさんもまたひとときにじっくり1つの心配ごとにとりくむことはほとんどないはずです。心配ごとは一般的にせわしなく、1つの心配ごとから別の心配ごとに、移っていくものなのです。このプロセスは「チェインニング」と呼ばれており、このプロセスはあまり早く進行するため、個人的な心配ごとをそれぞれ客観的にじっくりと吟味する時間がなくなってしまうのです(*Zinbarg, Craske, and Barlow 1993*)。その結果として、一般的には、それぞれの思考が続々と連なっていき、不安が急速に増大していってしまいます。

ここで、4人の子どもを育てている、忙しい母親ポーラの例を見てみましょう。彼女はしばしば、自分が子どもたちの宿題の面倒を見るのに、充分な時間を割いてあげているのかどうか、心配になっていました。家事に追われる中で、彼女が自分で充分だと思うほどにはそれぞれの子どもたちに時間を充てることを困難に感じていたのです。実際には子どもたちは学校でとてもよい成績を上げていたのにもかかわらず、彼女は自分がちゃんと見てやらないせいで成績が悪くなってしまうとばかり心配していました。夜、ベッドに入ってもなかなか寝つけない彼女は、こんなことを考えてしまうのでした。満足な成績を上げられない子どもたちはトップクラスの学校には進めないだろう、それはどんなに子どもたちの自尊心を傷つけてしまうだろうか、結局子どもたちは、潜在能力を発揮できないままだろう。さらにはポーラはこんな風に予期を進めてしまいます。子どもたちは大学も卒業できないだろう、ぎりぎりの仕事につくことになるだろう、いい仲間にも恵まれないだろう、ふしあわせな日々を送ることになってしまうだろう…などと。こんな心配ごとの連なりで彼女の心はいっぱいになって、彼女の不安感は強固なものになり、子どもたちのみじめな将来像が思い浮かんでしまい、彼女は眠りにつくことも難しくなってしまいました。

このようにポーラが心配すればするほど不安になっていく、その理由のいくつかは、彼女がそれぞれ、どの心配ごとに対してもそれを客観的に見きわめるのに充分な時間をとって心の焦点を向けていなかったことにあります。1つの思考、たとえばこの場合、「私がしっかり宿題を手伝ってやらなかったら、子どもたちはひどい成績をとってしまうだろう」という思考にしっかりじっくり向き合うことで、その思考に対する反証をあげてみて、きちんと検証することもできたのです。たとえば、こんな彼女の思考を打ち消す有効な反証とは、彼女の子どもたちが、現実には彼女が今現在かかわっている程度でも、充分良い成績を上げている、という事実でした。

✤馴れ、というマジック

1つの思考にしっかりじっくり向き合うことがもたらす、もう1つのメリットとは、より長い間、その思考と向き合い、集中すればするほど、その思考がもたらす悩みはより少なくなるということです。このプロセスは「馴れ」と呼ばれています。研究によると、集中して繰り返し1つの思考や状況へのエクスポージャを行うと、不安は時間が経つにつれ軽減するであろう、ということです（*Foa and Kozak1986*）。ある1つの思考から気をそらしてしまったり、ある特定の心配ごとを回避したりすることは、この馴化のプロセスに干渉してしまって、かえって、みなさんの不安感を支えてしまう結果になります。ひとときにある1つの心配ごとに集中することを学び、意図的にそれについて心配し、それから気をそらすよりむしろそれにしっかりじっくり向き合うことによって、その思考に対応するみなさんの不安はさらに軽減していくことでしょう。

なぜ「心配ごとへのエクスポージャ」をするのか？

なぜ、意図的に自分自身を自分の心配ごとに暴露（エクスポージャ）することが有益なのでしょうか。それにはいくつかの理由があります。

- **自分の心配ごとと向き合うことによって、それらに対し、すでにあなたが本書で学んできたスキル、リラクセーション、思考のゆがみに対する認知的矯正などを実行できる。**
- **意図的に心配することによって、ひとときにある1つの思考に集中し、その特定の心配ごとに自分を馴れさせることができる。**
- **「心配ごとへのエクスポージャ」は特定の思考に対応した不安を減退させるため、自動的に同じこれらの思考が思い浮かんできても、より少ない恐れしか感じなくなる。**
- **ある思考を回避したり、気をまぎらわせたりするなどのテクニックを用いることは、か**

えって恐れを支えてしまい、より不安や心配性を増大させかねない。直接、心配ごとと向き合うことは、この悪循環を止める。

どのように心配ごとと向き合うか

効果的に心配ごとと向き合うこととは、体系的かつ繰り返し、ある特定の心配ごとと関連した思考とイメージ、それらと直面することでもあります。次にあげるのは、「心配ごとへのエクスポージャ」の具体的な5つのステップです *(Lang 2004; Brown, O'Leary, and Barlow 2001)*。

1. 心配ごとをリストアップする
2. それらの心配ごとを、その重要度、それらが引きおこす不安の量にしたがって、ランク付けした階層表を作成する。
3. ガイデッド・イメージのスキルを活用する。
4. 向き合うべき、ある1つの心配ごとを選んで、ある一定の時間、それに集中する。
5. 本書で身に付けてきた、不安に対処するスキルをあてはめ、活用する。

◆ステップ1　心配ごとをリストアップしよう

自分のノートを見直して、最近記入した、セルフ・モニタリングをもう1度読んでみてください。どんな心配ごとを特定していますか？　あなたが心配しているのは、家族についてでしょうか？　それとも自分の健康、あるいは、仕事についてでしょうか？　どんな心配が起きるでしょうか。もし、まだセルフ・モニタリングをしていないなら、今からノートを取り出して、自分の一番おもだった心配ごとをリストアップしてください。できるかぎり具体的に、本書第1章でのどのように心配ごとをモニターし、記録するかという指示にしたがってください。次のステップに進むまでには、この作業に2、3日はかかるかもしれません。

◆ステップ2　階層表を作成しよう

今度は、リストアップした心配ごとをチェックして、それぞれがどれくらいの不安を引きおこすのか、について考えてみてください。1から10までの尺度に割りあてましょう。10

心配ごと	不安指数
私の子どもたちはふしあわせな人生をおくるだろう。	10
私の夫は交通事故にあうかもしれない。	9
私の子どもたちは大学で落第するかもしれない。	8
私は気づかないうちに何かの病気にかかっているかもしれない。	8
私は充分な時間を子どもたちに割いていない。	6
上司は私が昨日したミスに気がつくだろう。	5
期限内に請求書の処理がすまないだろう。	5
私は家事が全部はすませられないだろう。	4
私は仕事に遅刻するだろう。	4

が一番不安が大きい状態で、1が不安が最小の状態と考えて、それぞれの心配ごとがどれほど自分を不安にするかを決めましょう。人によっては、この不安の点数づけを難しく感じるようです。ですから、あまりその点数の正確さは気にしないでください。できる範囲でけっこうです。その点数づけは必要があれば、あとでいつでも修正できます。

ノートに、不安度が一番高いものを最上位に、一番低いものを一番下に位置づけて、順番に並べた心配ごとの階層表を作成しましょう。たとえばさきほどのポーラの心配ごとの階層表は次のようになります。

◆ステップ3　ガイデッド・イメージを活用しよう

ある1つの思考を頭に思い浮かべて、ある一定の時間、維持し続けることは、特にそれが不安をひきおこすものであるならなおさら困難です。他のどんなスキルとも同じように、これをマスターするにも時間と練習が必要です。多くの方々は、心配ごとのシナリオを思い浮かべる前に、快適かつ無害な情景を、本書で解説したガイデッド・イメージを実行して、思い浮かべるとうまくいくようです。もし、イメージを視覚化したり、それを心の中にしっかり保ったりするのが難しいようであれば、本書第3章に戻って、ガイデッド・イメージの解説を読み直してください。心配な思考とイメージへのエクスポージャを実行する前に、快適なイメージで練習しておくのです。

◆ステップ4　心配ごとを選んで、立ち向かおう

自分の心配ごとの階層表を作成し終えて、ガイデッド・イメージを活用できたら、今度はまず、最初に立ち向かうべき心配ごとを選び出しましょう。はじめは、軽い不安しか引きおこさない心配ごとを選んでください。そして、その心配ごとからあり得る、最悪の帰

結をできるかぎり事細かに書き出していくのです。ポーラの場合、彼女の階層表でも一番下に置かれている、遅刻の心配からはじめるのがいいでしょう。そして彼女は自分が恐れている遅刻が引き起こすすべてのネガティブな結果を考えて、詳細にわたって、書き出していくのです。彼女の心配ごとのシナリオをこのようなものになるかもしれません。

「職場に遅刻して行くと、みんなが私が歩いていくのに気づく。私の上司は私のデスクのそばに立っていて、私が歩いていくと、彼が腕時計を見ているのがわかる。私には彼が腹を立てているのが見てわかる。その日、あとで彼は私を彼のオフィスに呼び出して、彼は私に今日中にデスクを片付けておくように言う。私には次の仕事を探す時間も与えられない。でも私たちは請求書の処理をしなくちゃいけない。私たちは今の家から出ていかなければならず、最低限の生活をするのがやっとになる」

この情景を書き出してから、ポーラはそれをできるかぎり生き生きと思い浮かべてみます。人によっては、このようなシナリオを自分で録音して、思い浮かべるほうがうまくいくかもしれません。そうやって、目を閉じて、ほんとうにこのイメージに集中するのです。その思考とイメージは少なくとも20～30分は心の中に保たねばなりません。そのシナリオが現実に起きているかのように、集中するのです。エクササイズのこの段階においては、不安感が増大するのが普通です。でも、エクスポージャの進行につれて、その不安感はおさまりはじめるはずです。このエクスポージャの前後でそれぞれ、1～10の尺度で、不安のレベルを書き留めておくのを忘れないように。

◆ステップ5　不安に対処する自分の戦略をあてはめ、活用する

20～30分間このエクスポージャにとりくんだあとは、不安に対処する自分の戦略をあてはめ、活用することができます。ポーラの場合は、自分の心配における、認知の誤りを突き止めることができました。それは、遅刻のせいで、職を失うというものでした。彼女はこの自分の信念に対して、反証をリストアップしたり、ほかのもっと現実的な可能性を想定したりできるでしょう。リラクセーションや、横隔膜呼吸も、この問題について、あてはめ、活用できるでしょう。ノートにこれらのスキルを試した後の不安のレベルを記入しておいてください。

「心配ごとへのエクスポージャ」実行中に起こりうること

「心配ごとへのエクスポージャ」そのものの結果は、不安の軽減につながるでしょう。しかし、この実行中、最初は自分の不安が普通より高まるようにも感じるでしょう。これは充分想定内のことです。実際には、みなさんの不安は、このエクササイズの効果をあげるためには、少なくともある程度は、高められる「必要」があるのです。しかし、それぞれ決まった時間のエクスポージャの終わりには、きっと、いくらかであれ、その1日の最大値よりはあなたの不安は軽減しているでしょう。この同じエクスポージャを繰り返していくにしたがって、日に日に、あなたの主要な不安のレベルが軽減していくのが実感できるはずです。人によっては、エクスポージャを繰り返せば繰り返すほど、より速やかに、不安が軽減する傾向もみられるようです。繰り返しますが、みなさんは自分の耐性を高め、自分のこれらの心配な思考に対する耐性を養うために真剣に練習しているのですから、心身がこのエクササイズによって疲労するのはあたりまえなのです。自分の心配ごとに向き合うと、いったんはより不安にもなりますが、じっとそれととりくみ続けるうちに、ポジティブな効果と不安の軽減がもたらされるでしょう。

✤「心配ごとへのエクスポージャ」成功のためのヒント

もし、この「心配ごとへのエクスポージャ」が難しく感じられたり、実行しても不安が減退しないように感じられたら、次にあげる戦略が有効でしょう。

・心配ごとのシナリオはできるかぎり生き生きと具体的なものにしてください。音、香り、視覚、思考、それにかかわる感情…など、こと細かに。シナリオは一人称「私は～」、現在形「～する」で書いてください。あたかも今ここで、それがほんとうにおきているかのように。

・今現在の心配ごとに集中して、そのほかの心配ごとや問題に気をとられることなく、それらのイメージを心の中に保ち続けてください。いちどに1つ以上の心配ごとに気をとられることは、あなたの不安の軽減の妨げになってしまうことを心に留めておいてください。

・しっかりとりくみ続けてください！　実行中に感じる不安が不快であるため、人によっては、しっかりとりくむ前に、「心配ごとへのエクスポージャ」を投げ出してしまいがちです。多くの場合、彼らは不安が頂点に来たところで、エクササイズを中断してしまいます。やめる前に少なくとも30分はそのイメージととりくんでください。そこに踏みとどまってください。その不安は時間とともにきっとおさまります！

・「心配ごとへのエクスポージャ」は毎日続けてください。思い出したように、中途半端にやってもうまくいきませんし、不安のレベルも高いままです。努力を形にしてください！毎日しっかり、エクスポージャするのです。

・もし、不安感が弱まらないようであれば、なにかどんな小さなことでも、自分が回避しているものや、心配行動、気をとられていることなどがないか、しっかりたしかめてみてください。それらのタイプのやり方でもある程度は有効ですが、繰り返しますが、その効き目はあくまで短期的なものでしかありません。長い目で見れば、それらはかえって、あなたの不安を支えてしまうのです。

・20～30分のエクスポージャ・タイムをしっかりすませた「後」までは、自分の不安対処スキルを用いるのは控えてください。エクスポージャ実行中は、決して自分をなだめたり、自問自答して恐れから逃れだそうとしたりはしないでください。その不安は自然におさまるはずです。

・エクスポージャの後は、自分のリラクセーションのためのスキルを活用したり、自分の認知のゆがみに対処したりしてください。もし、心配な思考に対抗するべき、別の結果や証拠を見つけるのが困難であれば、友人や、親族、あるいはセラピストに頼んで、それを考える手助けをしてもらいましょう。あるいは、「心配ごとへのエクスポージャ」を実行する前に、そのエクスポージャ終了後に、用いることができる、別の結果や証拠をあらかじめ用意しておきましょう。

いったん、ある1つの心配ごとに対して、エクスポージャを実行し、もうそれが不安を引きおこさないようになったなら、自分の階層表の次の段階に進みましょう。最初に選んだ心配ごとに対応する不安が最小限にまで落ち着いたら、自分の階層表の1つ上に進むのです。その新たな心配ごとに対しても、さきほどの5ステップを用いて、それが不安を引きおこさなくなるまで、自分自身をエクスポージャしてください。自分の階層表の中のすべての段階の心配ごとと立ち向かうまで、1段1段、階層表を上っていくのです。

第10章 薬物療法を知ろう

近ごろでは、テレビをつけても雑誌を開いても、不安や心配性に対する数多くの手の届きやすい薬物療法の情報に接することができます。実際、あまりに多くの選択肢があるので、圧倒さえされてしまうかもしれません。薬物療法を受けるかどうかは難しい選択ですので、最適な選択をなすためには、みなさんが正確な情報をもっておくことが重要です。本章では、不安の治療において、選択可能な薬物療法についての基本的な情報を学びます。本章の目的は、みなさんが薬物療法の選択について、医師と相談し、どの薬物療法がみなさんにとって最適かを決めるための一助となることです。

過剰な心配性に悩む人々みんなにとって、薬物療法が必要というわけでもありませんし、それを望むわけでもありません。すばらしいことに、薬物療法のほかにも、不安と心配性に対処すべき多くの戦略が存在します。その多くについては、本書でこれまで、解説してきました。現場において、私たちはあるタイプの人々には本書で述べてきた認知行動療法のメソッドに加えて、薬物療法を用いることが功を奏するのを見てきました。また一方で、認知行動療法の戦略のみでも充分うまくいく方々もいます。どちらにせよ、薬物療法という選択肢についてきちんと知り、そのメリットとリスクを考え、みなさんが熟慮のうえで決断を下せるようになるというのは、すばらしいことです。

薬物療法のメリットとリスク

不安と心配性に対して、薬物療法をとることにはあきらかなメリットがあります。本書で解説してきた、認知行動療法にもとづいたエクササイズの数々に比べて、薬物療法は少ない努力で比較的速やかに効果が得られます。これは、特に不安に押しつぶされそうに感じている人々、本書で述べたようなエクササイズを実行する時間を確保するのを難しく感じる人々には魅力的でしょう。また薬物療法は広くアクセスしやすいのです。別に不安を専門とする医師だけではなく、充分な知識を持った医師ならだれでも処方できます。特に大都市圏以外では、不安についての認知行動療法の訓練を受けたセラピストを見つけるのは、処方箋を書いてくれる医師を見つけるのに比べると困難かもしれません。経済的にも、特に健康保険に加入している方々の場合、短期的に見ればセラピーよりも薬物療法の方が安くつくかもしれません。

もちろん、また一方で、不安と心配性に対して、薬物療法のみで対応することには明白なリスクもあります。たとえば薬物療法によって、不安感の症状は一定程度改善するかもしれませんが、それはみなさんに不安に自ら対処する新たなスキルを身につけさせてくれるわけではありません。自分の行動とネガティブな思考に対処する新しいスキルなしには、薬物療法による症状の軽減は、一時的なものにとどまるかもしれず、薬物療法を止めたときの、その再発に対しては、みなさんは無防備なままかもしれません。ほかのリスクには副作用とアルコールやほかの薬物との相互作用があげられるでしょう。また薬物療法は身体にもよくない影響をおよぼしかねません。薬物療法について決断するにあたっては、これらの問題について、主治医ときちんと話し合うことが大切です。

✤抗うつ薬

その名前にもかかわらず、抗うつ薬は実際には、うつ以外の幅広い問題に対して用いられています。さまざまな異なるタイプの抗うつ薬のなかでも選択的セロトニン再取り込み阻害薬（SSRI）[*]は不安障害一般への第1の選択肢と見なされています。他のタイプの抗うつ薬、セロトニン・ノルアドレナリン再取り込み阻害薬（SNRI）[**]もまた同様に不安の治療における有効性が見出されています。SSRI、SNRIの両方とも、服用をはじめてから効きはじめるまでには、ある程度の期間、だいたいは2〜4週間を要します。これらの薬物は広く知られていますが、一方で、特に服用開始初期において、副作用を起こす可能性があります。特に注意しなければならない重要な副作用、それは、その最初の数週間、抗うつ薬が現実に、不安感といらだちを「増大」させるというものです。抗うつ薬での治療を開始するときは、この副作用の可能性を念頭に置いておくとよいでしょう。ストレス軽減やほかのサポートが、この段階においては、非常に助けになります。

✣選択的セロトニン再取り込み阻害薬（SSRI）

これらの薬は脳内の神経伝達物質、セロトニンの濃度に作用することによって、機能しています。副作用はさまざまですが、一般的には、嘔吐、不眠、頭痛、疲労感、そして性欲減退、オーガズムの困難などの性的な問題が含まれます。

✣セロトニン・ノルアドレナリン再取り込み阻害薬（SNRI）

SNRIのタイプの抗うつ薬もまた、不安障害の治療において有効性が見出され、FDA（アメリカ食品医薬品局）はそれを不安障害一般の治療薬として認可しました。この薬は2つの神経伝達物質の濃度に作用します。セロトニンとノルアドレナリンです。副作用には、嘔吐、めまい、眠気、性的な問題が含まれます。また人によっては血圧上昇のリスクも、特に多量に服用する場合、ありますので、服用にあたってはしっかりとしたモニターを必要とします。

＊Selective Serotonin Reuptake Inhibitor
＊＊Serotonin-Noradrenaline Reuptake Inhibitor

✣抗不安薬

抗不安薬のなかには不安と心配性に対して有効性がたしかめられているタイプのものがあります。ベンゾジアゼピン系の薬です。これらの薬は一般的に、不安からくる心身の症状の治療に役立ちます。しかし、心配性の認知的要素にはあまり効果が期待できません。

✣ベンゾジアゼピン系

一番よく知られた抗不安薬、あるいは不安緩和剤は、ベンゾジアゼピン系の薬物群です。これらの薬はすばやく効くので、より急速な不安症状の軽減が必要なときに、多くの場合は用いられています *(Sheehan 2001)*。これらの薬はふつう、治療初期の重い症状の緩和、あるいはＳＳＲＩなどほかの薬物療法が効果を見せるまでのつなぎとして用いられます。ただ、長期的な治療には適していないでしょう。

一般的な副作用としては錯乱、認知障害、鎮静、めまい、意欲の減退…などがあります。これらの薬はアルコールと併用してはいけません。その場合、薬効が強化されてしまい、危険を招きます。多くの人々は、トラブルもなく、これらの薬を服用することが可能ですが、誤用、乱用、依存の危険性はありますので、服薬管理は綿密に続けられなければなりません。また、ベンゾジアゼピン系の薬物の服用を中断する場合、非常にゆるやかな段階に沿って、管理されねばならず、したがって医師による綿密なモニタリングが不可欠です。というのは、特に、長期にわたって大量に服薬している場合は、禁断症状の発生するおそれが存在するのです。

✣薬草(漢方)療法

薬物療法に対する代替療法は数多くの不安に苦しむ人々に人気があり、ここ数年でより流行してきています。実際、不安を抱えた人たちは、この種の代替療法に向かいがちです(*Kessler et al. 2001*)。しかし、残念ではありますが、この手の薬草由来の製品がうたう効能にもかかわらず、現在のところ、これらの代替療法の効果を支持する科学的根拠はあまりありません。そして、これらの療法は、本章でここまで解説してきた薬物療法と同じようには、きちんと規制・審査を受けていないのです。ですから、その薬効、服用法、副作用、他の薬物との相互作用などが明らかではありません。

いまのところ、不安に対して薬草由来の製品をここでおすすめする根拠はありません。この種の製品の使用にあたっては、どのようなものであれ、医師と相談してください。特にほかの薬を服用しているときは、なおさらです。というのは、逆作用、相互作用のおそれがあるからです。

薬物療法を検討すべきでしょうか？

薬物療法を受けるかどうかは、みなさんの個人的選好、受けることができる治療法の選択肢についての知識、主治医との相談によるべきです。次にあげるのは、この決断にあたって、考慮に入れておいていただきたい、いくつかのポイントです。

・本書のエクササイズはどうでしたか？　認知行動療法にもとづくテクニックは功を奏したでしょうか？　症状の軽減は見られましたか？　あるいは、これらのテクニックを実行し、続行することは困難でしょうか？

・本書の不安対応テクニックをもってしても、不安のもたらす心身症状に対処するのは困難でしょうか？

・何か、不安に対しての薬物療法を受けるのには、支障をきたす、ほかの健康上の問題があ

りませんか？

・何か、不安に対しての薬物療法と相互作用しかねない、ほかの薬物を服用していませんか？

・以前受けた、不安に対しての薬物療法は効果がありましたか？　また薬物に対して副作用を起こしやすい傾向はありませんか？

・たとえば認知行動療法など、近隣で受けられるほかの治療法の選択肢はありますか？

エクササイズ▼　医師と相談する準備をしよう

可能な薬物療法について、ざっと見てみて、自分の決断の選択肢としてふさわしいと、どれかについて考えたら、主治医に質問すべきことをリストアップしましょう。次の予約日にそのリストを忘れずに持っていって、自分の懸念について、主治医と相談しましょう。そして一緒に自分に最適な道を決めましょう。

●おわりに　成果を持続させよう

本書の解決策を試してみたあと、きっとみなさんはめざましい心配性の減退を見ているでしょう。その試みの中で、心配性をコントロールする努力のなかで、またみなさんは、私たち同様、心配性がいかに困難な相手か痛感されたことだと思います。心配性に対する戦いは常に困難なものです。数かぎりない勝利、そして退却にも満ちています。すこし一服して、心配性へのコントロールを手にした自分に祝杯を挙げましょう。あなたがなしとげたどの成功もまた、賞賛と祝福に値するのです。

いちど、あなたの心配性への対処が進歩をとげたら、あなたが立ち向かうべき次なる挑戦は、その成果を維持することです。あなたの進歩を持続し、生涯にわたって心配性をコントロールするために必要な4つのステップがあります。本書で学んだ戦略を実行し続けること、心配性がぶりかえしたときに早期に発見すること、非生産的な心配性を識別すること、そして新たなる非生産的な心配性に対して、あなたにとって以前一番よく効いた解決法を用いること、です。

第1の鍵、となるステップは本書で解説した解決法のたゆまぬ実行です。これらのスキルと概念の継続的な実行は、あなたの進歩をより深め、またあなたの心配性が再びコントロールできないものになってしまうのを防いでくれます。まさにこれは、よいスタイルを維持するには、毎日のトレーニングが欠かせないということと同じです。心配性をあなたのコントロールの下におき続けるには、毎日のエクササイズの実行こそが必要なのです。

また、第2に、あなたが再び心配性に襲われてしまったとき、即座に自分で発見することも、決定的に重要です。すぐ心配性を認識することによって、その心配性が根を張らないうちに、コントロールを回復することができるのです。その警告のしるしは、不安による心身症状の再発や、よりひんぱんなネガティブな思考であるかもしれません。早期発見こそが非常に重要です。というのは、心配性がぶりかえすとき、しばしばそれは以前とは異なった形をとってあらわれてくるからです。本書の最初の解決法において、心配ごとをリストアップしたときのことを思い出してみてください。しかし、そのとき作成したリストはその当時のあなたの心配ごとを反映しているのです。あなたの心配ごとは、以前のそれとは時間を経て変化しているかもしれませんし、多くの場合そうなるでしょう。あなたの心配ごとは、完全に昔のそれとは異なっているかもしれない、ということに注意してください。しかし、たとえあなたの心配性が変化を遂げているかもしれないにせよ、それらに対処するには、以前に用いたのと同じテクニックが使えるのです。

第3に、いったん、自分が再び過剰に心配しているということを認識したら、まずその心配性が生産的なものか、非生産的なものかを判断してください。あなたのその心配性はあなたが現実的な解決策を編み出すのを助け、問題解決への意欲を奮い起こしてくれますか？　それとも、あなたは果てしない蜘蛛の巣のような心配につかまってしまって、どうすることもできずにぐるぐる迷ってしまってはいませんか？　もし、あなたのその心配性があなたの問題解決に導くものでなければ、それは非生産的なのです。

もし、あなたの心配性が非生産的なものである、と判断したら、第4に、本書での経験を通じて、あなたが学んできたことをふり返ってみてください。本書で解説してきた、すべてのステップは、心配性に対して有効ですが、それらすべてがすべてのひとにとって有効というわけではありません。多くの方々と同様、あなたにとっても本書のなかのいくつかの解決法が、そのほかの解決法よりも、ずっと助けになったことに気づくでしょう。あなたの場合は、どれが一番よく効きましたか？　ノートにもっとも助けになった戦略を書き留めましょう。それらの戦略こそが、あなたの心配性を継続的にコントロールする鍵となるのです。非生産的な心配性が襲ってきたとき、すぐにこれらの解決法に立ち戻ってください。たとえば、もし思考のゆがみの修正が特に以前、有効であったなら、新たな思考のゆがみに目を光らせてください。それらの思考を捕まえたとき、すぐに、本書第4章の戦略を用いて、あなたの思考のゆがみをなおすのです。リラクセーション・テクニックが効果的だったなら、それを定期的に実行しましょう。新たな心配性に襲われてしまったとき、あなたはきっと意気消沈して、敗北感を味わってしまうでしょう。なにか目新しい癒しや、心配に対する新たなアプローチにすがりつきたくなる誘惑にかられるかもしれません。心配性がぶり返したとき、そのようなムダな努力をしてしまうのはよくある傾向なのです。ダイエットにはまり続ける人々が次々と気まぐれに最新のダイエットに乗り換えてしまうように、あなたも自分自身が、心配性に対処し、リラックスとコントロールを回復する、何か新たなアプローチを探し求めてしまうかもしれません。この誘惑は自然なものです。しかしほとんどの場合、一番効果的なアプローチとは、最初にあなたに有効だったものとまったく同じ解決法のそのなかにあるのです。時間と努力さえおしまなければ、これらの解決法こそがまたきっと効きます。

これらの4つのステップがあなたの進歩を維持するための鍵であり、生涯心配に悩まされることなく生きていくための鍵でもあるのです。

✜もしさらなる援助が必要な場合

本書で解説してきた解決法を実行してもなお、心配性があなたにとって重大な問題であり続けている場合は、医療機関や公的機関に援助を求めてください。

〈訳者あとがき〉

「きっと上手くいく10の解決法シリーズ」の『心配性』編にあたる本書は、認知行動療法（CBT）の最新の成果を生かして、心配性を乗りこなし、上手くつきあっていくあり方を、具体的かつ実践的な10のステップを踏んで学んでいく、言葉本来の意味での「セルフ・ヘルプ」＝「自助」の書です。

心配、そして心配性のとらえ方は国や文化によって当然異なりますが、グローバリゼーションが職場のＩＴ化、さらにはクラウド化を通して、デスクの上にまで進んできている現在、本書の心配・心配性への懇切丁寧なアプローチは、株式市況から戸締まりまでほんとうに「心配がいっぱい」の現代に生きる方々にとっては、有効でしょう。

さて、はるかな昔から存在していて、これからも存在しつづけるであろう心配性が、この21世紀の現代において、なぜこのように重大な問題としてたちあらわれてきたのでしょうか。

現代の心配ごとの重要な1つである、コンピュータ・ウィルスを考えてみましょう。前世紀末頃は、オフィスにおけるコンピュータ・ウィルスへの「心配」は、マニュアル通りに、たとえば不審なメールを開かない（これは今もなお、鉄則ではあります）などの行動で充分対応できるように、現場レベルでは感じられていました。

家庭においてさえ常時接続がふつうになった現在、不用意にウィルスの心配をしはじめようものなら、心配のあまりに、ケーブルを引っこ抜くことになってしまいます。いや、共有ファイルのことに運よく気が回ったとしたら、引っこ抜こうとする瞬間に、その新たな心配のあまり、自分自身をフリーズさせてしまいかねません。

通常のメール、HP閲覧、ソフトのアップデート、接続環境の更新…。そんな日常の必要不可欠な行為で簡単にウィルスに伝染してしまうのが、この現代の「便利な」情報環境です。事実、これらのウィルスの進化はみなさんの心配そのものを予測して、次々とそれを実現化していくのです。しかし、ウィルスを操る「彼ら」もまた生身の人間です。心配ばかりしていては、そんな彼らの思うままになってしまいます。

心配性に負けず、情報を収集し、必要な対処法を得て、実行する。その結果をみんなで共有して、彼らと向かい合うこと。こんなあたりまえのことが、今、いかにむずかしくなってしまっていることでしょう。

本書がそんなあたりまえのあり方のために、ささやかだけれど、役に立つことを心からお祈り申し上げます。

平成二十二年八月

中森拓也

◆著者略歴

Kevin L.Gyoerkoe（ケビン・L・ギョールコー）

心理学博士。イリノイ州シカゴ＝ノースブルック不安・広場恐怖症治療センター共同所長をつとめる。シカゴ専門心理学学校准教授。the Academy of Cognitive Therapy 認定フェロー。シカゴ市強迫性障害財団科学委員会（the Scientific Advisory Board of the Obsessive-Compulsive Foundation of Metropolitan Chicago）のメンバーをつとめる。

Pamela S.Wiegartz（パメラ・S・ウィーガルツ）

イリノイ大学シカゴ校臨床心理学科准教授。ここで、彼女はCBTを指導する講義を行っている。強迫性障害のクリニックの院長をつとめる一方、不安障害の対面治療実践も行っている。不安治療について、数多くの専門論文を発表、関連書の共著もつとめる。the Academy of Cognitive Therapy 認定フェロー。シカゴ市強迫性障害財団科学委員会（the Scientific Advisory Board of the Obsessive-Compulsive Foundation of Metropolitan Chicago）のメンバーをつとめる。

◆監修者略歴

大野　裕（おおの　ゆたか）

1950年生まれ。慶應義塾大学医学部卒業。医学博士。現在、慶應義塾大学教授（保健管理センター）、日本認知療法学会理事長、Academy of Cognitive Therapy 会員。著書『こころが晴れるノート――うつと不安の認知療法自習帳』（創元社）、『「うつ」を治す』（PHP新書）、監訳書『アーロン・T・ベック――認知療法の成立と展開』（創元社）、共訳書『うつと不安の認知療法練習帳』（創元社）ほか多数。認知療法活用サイト http://cbtjp.net/ 監修。

◆訳者略歴

中森拓也（なかもり　たくや）

1969 年、岐阜県生まれ。東京外国語大学外国語学部フランス語科卒業。出版社勤務を経て、独立。翻訳者。またライターとして執筆活動も行う。

きっと上手《うま》くいく10の解決法《かいけつほう》シリーズ

心《しん》配《ぱい》性《しょう》

“理由《りゆう》のない不安《ふあん》”を克服《こくふく》する認知《にんち》行動《こうどう》療法《りょうほう》メソッド

2010年9月20日　第1版第1刷発行

著　者……………………………………
ケビン・L・ギョールコー
パメラ・S・ウィーガルツ
監修者……………………………………
大野　裕
訳　者……………………………………
中森拓也
編集協力…………………………………
studio PINO.
装丁・本文デザイン……………………
長井究衡
発行者……………………………………
矢部敬一
発行所……………………………………
株式会社創元社
http://www.sogensha.co.jp/
本社　〒541-0047 大阪市中央区淡路町4-3-6
TEL.06-6231-9010(代) FAX.06-6233-3111(代)
東京支店　〒162-0825 東京都新宿区神楽坂4-3 煉瓦塔ビル
TEL.03-3269-1051
印刷所……………………………………
株式会社太洋社

ISBN978-4-422-11484-2 C0011

大野 裕 監修

きっと上手くいく10の解決法シリーズ

大人のADD

慢性的な注意欠陥を克服するメソッド

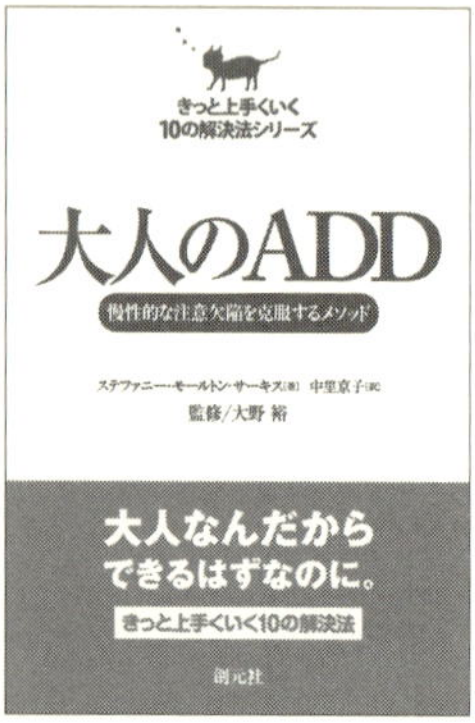

本書は、ADDを持つ成人にとって一番必要な問題・すぐさま実践できる方法をわかりやすく具体的に指南する。集中力、記憶力、対人関係、時間・金銭管理、自信喪失……など、ADDを持つ人に特有とされる諸問題に配慮し、個々の場面の改善法について解説。

ステファニー・モールトン・サーキス［著］
中里京子［訳］

ISBN978-4-422-11483-5

※四六判・並製・224頁・1,500円（本体価格）